"药"知道
生活中的合理用药

黄振光　张宏亮　刘滔滔　韦坤璇　主编

中医古籍出版社
Publishing House of Ancient Chinese Medical Books

图书在版编目（CIP）数据

"药"知道：生活中的合理用药 / 黄振光等主编 . —
北京：中医古籍出版社，2024.5
ISBN 978-7-5152-2785-6

Ⅰ . ①药… Ⅱ . ①黄… Ⅲ . ①用药法—普及读物
Ⅳ . ① R452-49

中国国家版本馆 CIP 数据核字 (2023) 第 232485 号

"药"知道：生活中的合理用药

黄振光　张宏亮　刘滔滔　韦坤璇　主编

策划编辑	李　淳
责任编辑	李美玲
封面设计	侯　园
出版发行	中医古籍出版社
社　　址	北京市东城区东直门内南小街 16 号（100700）
电　　话	010-64089446（总编室）010-64002949（发行部）
网　　址	www.zhongyiguji.com.cn
印　　刷	廊坊市靓彩印刷有限公司
开　　本	710 mm×1000 mm　1/16
印　　张	15
字　　数	231 千字
版　　次	2024 年 5 月第 1 版 2024 年 5 月第 1 次印刷
书　　号	ISBN 978-7-5152-2785-6
定　　价	98.00 元

编委会

序

"药到病除"寄予着人们对健康的热切追求。然而"用药如用兵，须求其至理"，如何选择并合理地使用药物是其中的关键一环。我有幸向您推荐这本由广西医科大学第一附属医院医药团队所撰写的《"药"知道：生活中的合理用药》。这本通俗易懂、实用易学的科普读物，可以帮助更多人更好地做自己健康的第一责任人。

全书从生活中常见的100多个健康小问题切入，全面介绍了选药、用药和药品安全知识以及使用方法，每个小问题都通过简明扼要的文字和插图，以深入浅出的方式进行讲解，使读者能够轻松理解和消化所学知识。全书分为健康生活篇、疾病防治篇、妇儿用药篇、慢病药疗篇、用药方法篇、药物安全篇和药师聊药篇，内容涵盖广泛、系统详尽。可以说，它不仅是一本关于药物的指南，更像是一本关于健康生活的启示录。

本书的成书过程凝结了编撰者们的良苦用心，他们凭借丰富的临床经验和药学专业知识，将深奥的医学知识以通俗易懂的方式呈现出来，为读者提供了权威可靠的药品知识和用药指导。从医从教数十年，我深知临床工作的每个人都非常忙，临床药学队伍更是承担了各个学科临床用药、发药、管药的繁重任务，那为什么还要抽出时间做科普呢？

书外的一幕幕场景让我找到了答案。从两千多年前中医提出的"上工治未病"，到今天健康中国建设的"医防融合"，我们知道，医学科普犹如一江春水，推动疾病诊治向疾病预防延伸。从一位初诊患者发现疾病时的焦躁不安，到一位慢病患者详参细研后的娓娓道来，我们看到，医学科普犹如一缕清风，有效促进了医患沟通并改善了患者的就医体验。从学生时期极度渴望了解生理作用机制，到炉火纯青后以丰富的临床经验教化育人，我们感受到，医学科普犹如一方宝地，医务人员可以在其中享受耕耘并收获成长。因此，无论您是药学专业人士、医务工作者还是普通读者，都能够从本书中获得实用的信息和有价值的建议。

一本书凝聚了一群人，一群人可以惠及更多人。健康中国建设不仅需要"促进者"，还需要更多的"践行者"。我们鼓励更多医务人员成为健康促进和健康科普的先锋力量，同时也希望通过这本书，把健康理念带进千家万户，使其成为守护家人健康的得力助手，以促进人人参与共建共享健康生活。

广西医科大学第一附属医院　韦庆军

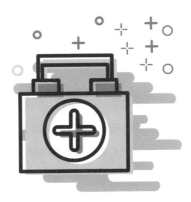

CONTENTS
目录

CONTENTS

妇儿用药篇　83

CONTENTS

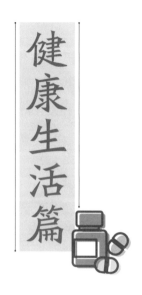

健康生活篇

1. 教你一次认全维生素家族成员

我们是维生素（vitamin），译名"维他命"，你们一定都不陌生。我们是维持人类机体正常代谢所必需的微量营养物质，机体每天必须摄入一定的量，才能维持正常生长、发育等生理功能。如果缺乏或过量都可能引起疾病。

我们家族包括几十种功能各异的维生素，根据发现先后而命名为维生素A、B、C、D、E、K等。按溶解性质分为脂溶性维生素和水溶性维生素两大类。脂溶性维生素包括维生素A、D、E、K，水溶性维生素主要包括9种不同类型的维生素B以及维生素C。下面就来听听维生素大家族主要成员的自我介绍吧。

（1）维生素A（Vitamin A）。我是维生素A，又名视黄醇。

来源　动物肝脏、奶、奶酪、蛋黄等，无色鱼肝油中含量最高；黄色根菜类植物。

缺乏　产生夜盲症、干眼症、角膜软化症及皮肤粗糙等。

过量　可引起蓄积，出现疲劳、烦躁、精神抑制、呕吐、低热、高血钙、骨和关节痛等。

（2）维生素 B（Vitamin B）。我们是 B 族维生素，是一大类维生素的集合。接下来主要介绍维生素 B_1、B_2、B_3、B_4、B_5、B_6、B_7、B_9、B_{12}，具体见表 1。

表 1　　B 族维生素

名称	来源	缺乏	过量	备注
维生素 B_1（硫胺）	哺乳动物、家禽、粮谷、酵母、坚果等	脚气病、多发性神经炎和胃肠疾病	可出现头痛、疲倦、烦躁、食欲缺乏、腹泻、浮肿等	别名"抗脚气病维生素"
维生素 B_2（核黄素）	在米糠、肝、酵母和蛋黄中含量丰富	口角炎、舌炎、结膜炎和视物模糊	—	—
维生素 B_3（烟酸）	食物经摄入后在人体内转化为其活性形式烟酰胺	造成糙皮病	引起肝功能失调、糖耐量异常，可使循环中的尿酸增加而诱发痛风等	—
维生素 B_4（腺嘌呤）	含量较多的食物有肉类、动物内脏、海鱼、豆制品、菠菜、蘑菇、黑木耳等	—	—	尚无可靠参考文献
维生素 B_5（泛酸）	人体无法直接合成，主要来源于食物摄取	很少有关于人类泛酸缺乏的报道	—	—
维生素 B_6（吡多辛）	广泛存在于肝、鱼类、肉类、谷物、蔬菜等动植物中	脂溢性皮炎、唇干裂等	长期、过量应用可致严重的周围神经炎、出现神经感觉异常、步态不稳、手足麻木	—
维生素 B_7（生物素）	存在于肝、肾、蛋黄、酵母和奶中，也存在于植物的种子、花粉、糖蜜、菌类、新鲜蔬菜和水果中	会引起皮炎、食欲减退、恶心、呕吐、脱发、贫血、血中胆固醇增多、情绪抑郁、体重减轻等症状	尚无有关报道	—
维生素 B_9（叶酸）	绿叶蔬菜、豆制品、动物肝脏、瘦肉、蛋类是叶酸良好的食物来源	会导致巨幼红细胞性贫血症和白细胞减少症	长期使用可出现畏食、恶心、腹胀等胃肠症状。大量服用时可使尿成黄色	备孕、孕期必备
维生素 B_{12}（氰钴胺）	主要存在于肝、蛋、乳及细菌发酵液中	可导致巨幼红细胞贫血和多种神经症状	可出现过敏反应	—

（3）维生素 C（Vitamin C）。 我是维生素 C，又名抗坏血酸，可增加机体抵御疾病的能力，并具有一定的解毒功能和抗组胺作用。

来源　新鲜水果及绿叶蔬菜，尤以番茄、橘子、鲜枣、山楂、刺梨及辣椒等含量丰富。

缺乏 会导致坏血病，抵抗力下降。

过量 大量服用可引起头痛、皮肤红而亮、胃痉挛、恶心呕吐、腹泻、尿频等。

（4）维生素 D（Vitamin D）。我是抗佝偻病维生素的总称，已知成员至少有 10 种，以维生素 D_2 和维生素 D_3 最重要。维生素 D_2 是食物来源的维生素，维生素 D_3 是皮肤接受阳光照射后合成的维生素。

来源 阳光照射是机体获得维生素 D 的主要方式，食物中以肝、奶、蛋黄等含量丰富。

缺乏 引起儿童佝偻病，成年人则出现骨质软化症和骨质疏松症。

过量 导致中毒，表现为高钙血症和高钙尿症。

（5）维生素 E（Vitamin E）。我是与生育功能有关的脂溶性维生素，又名"生育酚"。

来源 以麦胚油、花生油、玉米油中含量丰富。

缺乏 引起不育、流产、肌肉性萎缩等。

过量 产生眩晕、视物模糊，并可导致血小板聚集及血栓形成。

（6）维生素 K（Vitamin K）。我们是具有凝血作用的维生素的总称，常见的家庭成员有 K_1、K_2、K_3、K_4、K_5、K_6、K_7 等。

来源 一是肠道微生物合成分泌，二是由以鱼类为主的肉类摄入。

缺乏 凝血功能障碍及出血性疾病。

过量 可加重肝损害。

听完维生素的自我介绍，大家是不是觉得自己缺乏某种维生素需要额外补充呢？

温馨提示 ①是药三分毒，请勿随意补。②补充维生素最理想的方式是从食物中摄取，健康均衡的饮食足以提供人体需要的维生素。多吃新鲜瓜果蔬菜，适量晒太阳，肉类和主食也不能少。③儿童、孕妇、哺乳期和更年期妇女、老人、特殊疾病患者，以及节食、偏食、素食者，这些特殊人群难以从饮食满足身体的需求时，需要适量补充。④请在医生的评估和指导下适量补充维生素。

【参考文献】

[1] 尤启东.药物化学[M].8版.北京:人民卫生出版社,2016:438-460.

[2] 朱依淳,殷明.药理学[M].8版.北京:人民卫生出版社,2016:265.

[3] 中华医学会儿科学会分会儿童保健学组,中华儿科杂志编辑委员会.中国儿童维生素D营养相关临床问题实践指南[J].中华儿科杂志,2022,60(5):387-394.

[4] 中国医药教育学会临床合理用药专业委员会,中国医疗保健国际交流促进会高血压分会,等.中国临床合理补充叶酸多学科专家共识[J].中国医学前沿杂志(电子版),2020,12(11):19-30.

[5] 蔡威,曹云,陈洁,等.小儿肠外营养指南:维生素[J].临床儿科杂志,2021,39(8):605-615.

[6] 各类维生素药品说明书.

2.为爱美的朋友解密维生素E:口服维生素E可否用于敷脸?

我们常常听说关于服用维生素E的各种好处:养颜、淡斑、抗衰……真是这样吗?我们一起来揭开维生素E的神秘面纱吧!

维生素E是一种脂溶性维生素,具有抗氧化作用,可保护细胞膜免遭氧化和破坏,存在于多种食物中,如:植物油、肉类、蛋类、多叶蔬菜、坚果类等。

维生素E软胶囊有普通维生素E和天然维生素E两种,其主要生物活性形式是α-生育酚。天然维生素E与合成维生素E相比,具有生物活性高、安全性好、更易吸收等特点。成人常用量为每次1粒(100 mg),每日2～3次。

(1)维生素E有养颜、淡斑、抗衰的效果吗?是的。维生素E参与体内的一些代谢反应,能对抗自由基过氧化作用,可抗衰老、保护皮肤,还能增加卵巢功能、防止习惯性流产。但口服维生素E不是越多越好,有临床报道提示过多口服维生素E对身体有害,而且膳食中含丰富的生育酚(素食和严格素食也如此),如果在没有适应证的情况下长期过量服用维生素E,可引起恶心、呕吐、眩晕、头痛、视物模糊、皮肤皲裂、唇炎、口角炎、腹泻、乳腺肿大、乏力等。

不过，单纯通过补充维生素 E 对抗衰老并不现实，使人衰老的原因有很多。①年龄因素：皮肤老化一般从 30 岁左右开始，这是不可避免的。②紫外线：大量研究表明日光中的紫外线是光衰老的重要因素。③健康因素：如患肾病、肝病、妇科病等消耗性疾病时，皮肤易老化。④精神因素：用脑过度、思虑过多以及长期心情烦闷时，皮肤易老化。⑤营养因素：咀嚼功能不良和胃肠功能衰弱、营养失调、饮食缺乏蛋白质和各种维生素时，皮肤易老化。⑥生活习惯：熬夜、过劳及吸烟均可加速皮肤老化。⑦环境因素：长期日光暴晒、风吹雨淋，或海水侵蚀者，皮肤易老化。⑧内分泌紊乱：妇女绝经后，雌性激素分泌减少，从而影响皮肤的充实度和弹性。⑨皮肤保养不当：不恰当使用药物或化妆品易使皮肤老化。

（2）使用维生素 E 注意事项。①本品为辅助治疗药，第一次使用前应咨询医生或药师，治疗期间定期到医院检查。②维生素 K 缺乏引起的低凝血酶原血症者应慎用。③缺铁性贫血患者慎用。④如服用过量或出现严重不良反应，应立即就医。⑤对本品过敏者禁用，过敏体质者慎用。

（3）维生素 E 与药物相互作用。①促进维生素 A 的吸收、利用和肝脏贮存。②考来烯胺、新霉素、硫糖铝等可降低或影响脂肪吸收的药物可干扰本品吸收，不宜同服。③口服避孕药可加速维生素 E 代谢，导致维生素 E 缺乏。④雌激素与维生素 E 并用时，如用量大、疗程长，可诱发血栓性静脉炎。⑤维生素 E 避免与香豆素及其衍生物同服，以防止低凝血酶原血症发生。

（4）口服维生素 E 过多不安全，可以直接外用敷脸吗？答：口服维生素 E 不可直接涂抹到脸上。因为：①起抗氧化作用的是在胃肠道水解以后生成的生育酚。②口服维生素 E 虽 90% 以上是辅料，但维生素 E 的浓度还是较高，不宜直接涂抹。③直接涂抹会让皮肤变得更敏感和油腻。④油腻的皮肤容易把空气中的灰尘和脏东西吸附在皮肤表面，影响皮肤呼吸。⑤如果涂抹在眼周，还会长脂肪粒。

【参考文献】

[1] 陈新谦，金有豫，汤光．新编药物学 [M]．17 版．北京：人民卫生出版社，2011：782-783.

[2] 中国营养学会．中国居民膳食营养素参考摄入量 [M].2013 版．北京：科学出版社，2013：335-344.

[3] 左世梅．维生素 E 与生殖相关疾病的研究进展 [J]．中国现代应用药学，2020,37(12)：1532-1536.

[4] 何黎，郑志忠，周展超．实用美容皮肤科学 [M]．北京：人民卫生出版社，2018：39-42，58.

3. 补钙离不开阳光：维生素 D 的小秘密

维生素 D 中有一种与阳光关系密切，当阳光中的紫外线照射在皮肤上，会促使皮肤中的脂肪物质 7- 脱氢胆固醇转化成维生素 D；另一种来源于食物，如多脂肪的深海鱼、动物肝脏、鸡蛋黄、菌菇类等都含有维生素 D。但 80% 以上的人体所需的维生素 D 是由皮肤合成，仅靠食物很难摄取足够的维生素 D。因此，下面的顺口溜要记牢：

维生素 D 很重要，身体健康少不了

一年四季晒太阳，每周三次可预防。

食物来源比较少，多食鱼肉和菌类。

足不出户需补 D，建议补足需要量。

合理预防很重要，任何时候不算晚。

维生素 D 可以预防小儿佝偻病及防治成人骨质疏松，常与钙剂搭配使用。通常我们所说的维生素 D，只是普通的维生素 D，作为一种营养素，其安全剂量范围广，很少会因摄入过量而中毒；而活性维生素 D 则是一种激素类药物（如骨化三醇），有明确的量效关系和剂量应用范围，主要用于治疗骨质疏松。

关于维生素 D 的小秘密：

（1）如何判断是不是缺乏维生素 D。血清中 25-（OH）D 水平检测已被公认为体内维生素 D 营养状况的有效指标，可参照以下数值范围进行判断。

充足 ＞ 30μg/L。

不足 20 ～ 30μg/L。

缺乏 ＜ 20μg/L。

严重不足 ＜ 10μg/L。

（2）长期缺乏维生素 D 会对身体有什么影响。①在儿童期易患营养缺乏性佝偻病。表现为前囟门闭合晚、出牙晚、鸡胸、O 型腿或 X 型腿、学步迟等，以及头发稀疏、有枕秃现象，胸骨疼痛、易抽筋，体重增加缓慢、个头长不高，不易入睡、易惊醒。②成人期容易患骨软化症。③老年期易患骨质疏松，出现身体变矮、开步走或身体移动时腰部感到疼痛；背部渐渐弯曲，出现驼背；易骨折，尤其在脊椎、髋部、腕部等部位。④研究表明，缺乏维生素 D 还与肿瘤、心血管疾病、糖尿病、免疫功能低下等疾病的发生有一定相关性。

（3）哪些人容易出现维生素 D 缺乏。婴幼儿、孕妇，家中足不出户的老年人，雌激素水平低的女性，长时间缺少日照的人群，还有长期使用某些药物的患者，如苯巴比妥、利福平及苯妥英钠等，其可加速维生素 D 的分解代谢，以及身患某些疾病者，如肝、肾及胃肠道疾病，可影响维生素 D 和钙的吸收、利用。

（4）不同人群补充多大剂量的维生素 D 比较合适。根据不同年龄段日常所需，应摄取维生素 D 的量见表 2。

表 2　　维生素 D 的日常需要量

年龄	每天维生素 D 需要量（单位：IU）			
	每天需要量	平均每天需要量	建议每天补充量	最大允许剂量
0 ～ 6 个月	400	－	－	1000
＜ 1 岁	400	－	－	1500
1 ～ 3 岁	－	400	600	2500
＞ 3 ～ 8 岁	－	400	600	3000
＞ 8 ～ 70 岁	－	400	600	4000
＞ 70 岁	－	400	800	4000

注：这里所说的维生素 D 指普通维生素 D，而不是活性维生素 D。

对于由严重缺乏维生素 D 所引起的骨质疏松患者，可给予普通维生素 D 以补充营养缺乏，同时使用活性维生素 D 药物配合钙剂进行治疗。

（5）如何有效补充维生素 D。阳光、食物及维生素 D 补充剂是人体维生素 D 的来源。其中日晒和含维生素 D 丰富的食物是补充维生素 D 最经济、最有效的方法。

一般日晒最佳时间是 11 点到 15 点之间。春季建议晒半个小时，夏季晒 10 分钟，秋季需晒 1 小时，冬季则需要延长晒太阳的时间（3 ~ 5 小时）。婴幼儿因皮肤娇嫩应适当减少晒太阳时间，避免损伤皮肤。晒太阳时可将面部、手臂直接暴露在阳光下，每周 3 次，可达到预防维生素 D 缺乏的目的。

晒太阳时不要隔着玻璃，也不要擦防晒霜等，并且晒完太阳后应补充适量水分。光敏患者建议直接通过药物补充维生素 D，避免日晒。

温馨提示 ①如果您长期待在室内，缺乏户外运动，建议补充维生素 D 生理需要量。②不推荐单次超大剂量补充维生素 D，不推荐用活性维生素 D 或者其他类似物纠正维生素 D 缺乏。③合理预防很重要，适当拥抱阳光，让骨骼更加健康。④因个体差异，具体日晒多长时间，可咨询专业医护人员。

【参考文献】

[1] 维生素 D 及其类似物临床应用共识 [J]. 协和医学杂志，2018，9（2）：127-143.

[2] 黄蕾，南楠，刘爱萍，等. 甘肃省 0 ~ 6 岁儿童血清 25- 羟基维生素 D 水平 [J]. 中国学校卫生，2021，42（12）：1803-1806.

[3] 李晓玲，汪靖峤，付留俊. 维生素 D 滴剂辅助治疗骨质疏松症患者的效果及对骨代谢的影响 [J]. 内科，2021，16（4）：446-449.

[4] 康宇辰. 长春市儿童维生素 D 营养状况调查分析 [D]. 吉林大学，2022.

4. 健康成长，用"锌"呵护

你知道吗？锌是人体必需的微量元素之一，对人体健康具有重要的调控作用，主要参与人体的生长发育、免疫、内分泌、生殖遗传等过程，被人们称为"智慧之源"和"生命之花"。

（1）锌的作用。①可促进皮肤、骨骼、性腺发育。②参与神经细胞轴突传递过程，维持神经活动兴奋性。③协同胰岛素增强机体组织吸收葡萄糖的功能，改善糖尿病症状。④改善味觉减退症状和睡眠质量。⑤某些肠炎、口腔炎与体内缺锌有关。⑥临床上，补锌还用于治疗儿童腹泻和威尔逊症（Wilson's disease，WD）。

（2）锌缺乏的原因。①饮食不均衡：饮食长期缺乏富含锌的食物，如海鲜、瘦肉、谷物类、坚果等。②吸收不良：铁剂、钙剂、喹诺酮类、质子泵抑制剂、H_2受体拮抗剂等药物的摄取会影响锌吸收，使锌摄入量不足。③慢性疾病：某些慢性疾病，如糖尿病、肾病等，会导致人体锌丢失或利用不足，从而引起锌的缺乏。④生长发育期：婴幼儿、儿童和青少年处于生长发育期，需要较多的锌来支持身体的发育，如锌摄入不足容易导致锌缺乏。⑤孕期和哺乳期：孕妇和哺乳期妇女需要更多的锌来支持胎儿和婴儿的生长发育，如果摄入量不足，容易导致体内锌的缺乏。

（3）锌缺乏对人体健康的影响。①免疫功能下降：锌是人体免疫系统所必需的微量元素之一，锌缺乏会导致免疫功能下降，易患感染性疾病。②生长发育缓慢：锌是人体生长发育所必需的微量元素之一，锌缺乏会影响儿童和青少年生长发育，严重时会导致生长发育缓慢。③味觉障碍：锌是维持味觉正常的微量元素之一，锌缺乏会导致味觉障碍，出现口腔炎和食欲不振等症状。④眼睛疾病：锌是维持视觉健康所必需的微量元素之一，锌缺乏会导致如夜盲症、近视等眼病。⑤皮肤病：锌是维持皮肤健康所必需的微量元素之一，锌缺乏会导致皮肤病，如口角溃烂、痤疮等。⑥加速衰老：超氧化物歧化酶（SOD）对机体起着保护作用，锌是SOD的主要成分。缺锌会使 SOD 活性降低，脂质过氧化物升高，组织损坏加重，加速老化发生。⑦锌和肿瘤：人体长期处于锌缺乏状态时，可能使机体抗氧化功能和细胞修复机制受损，造成 DNA 破坏，甚至基因突变，为肿瘤发生发展中至关重要的因素。大量研究发现，锌缺乏与多种肿瘤的发生发展有紧密联系，如肺癌、肝癌、乳腺癌、膀胱癌、前列腺癌和消化道肿瘤等。⑧锌与男性生殖：锌与男性生长发育、性成熟、精子的产生等均有密切的关系。锌对男性的生殖细胞功能、内分泌功能以及精液质量均有影响，缺锌可能会导致男性睾丸缩小、精子数量减少、第二性征及生殖器官发育不全。用锌治疗后，上述症状及病变会逐渐好转以至恢复正常。

（4）如何补锌。①吃含锌食品：主要有肉类、蛋类、牡蛎、生蚝、花生、杏仁等。大多数新鲜水果也都含锌，如鳄梨、覆盆子、杏、黑莓和石榴等。②补锌药物：最早使用的补锌药物是硫酸锌、醋酸锌，但因对肠胃黏膜有刺激性而引起恶心、呕吐等不良反应。近年研制出一些新的锌制剂，如氨基酸螯合锌作为新型补锌剂，不仅具备不良反应少、吸收效率高的优点，还可补充必需氨基酸，提高免疫力；还有乳酸锌、枸橼酸锌、葡萄糖酸锌等。③注意事项：在营养良好的孕妇和哺乳期妇女中，禁止使用超过可耐受摄入量的锌补充剂。锌摄入过量的常见不良反应包括口腔金属味、恶心、呕吐、腹部绞痛和腹泻。锌还可抑制青霉胺、四环素和喹诺酮类药物的吸收。

总之，人体缺乏锌的原因有很多，缺锌会对身体造成多种危害。应保持饮食均衡，多摄入富含锌的食物，以预防锌缺乏。如出现锌缺乏症状，应及时就医。

【参考文献】

[1] 申昆玲，等．儿童锌缺乏症临床防治专家共识 [J]．儿科药学杂志，2020，26（3）：46-50．

[2] 林丽开，刘家伟，林光斌．孕产期与哺乳期妇女锌缺乏症临床防治专家建议 [J]．医药导报，2022：1-12．

[3] 王丕玉，刘海潮．锌失衡与人体健康．中国食物与营养，2007（7）：50-51．

[4] 熊洋洋，孔娟，苏晗，等. 锌与肿瘤 [J]. 肿瘤代谢与营养电子杂志，2015，2（3）：68-72.

[5] 王一帆，缪雨晴，张敏红，等. 锌治疗痤疮的作用机制及临床应用研究进展 [J]. 四川医学，2023，44（3）：311-314.

[6] 袁丹. 儿童锌缺乏相关疾病的研究现状 [J]. 世界最新医学信息文摘，2018，18（45）：90，93.

[7] 左莉，宋培林，梁颖. 人体的"生命之花"：锌 [J]. 中国医药指南，2012，10（18）：398，697.

[8] 郝津津，楼大钧. 锌在糖尿病及其慢性并发症中的治疗作用及机制研究进展 [J]. 浙江医学，2022，44（11）：1225-1230.

[9] 李玉艳，武俊青，高尔生. 锌对男性生殖功能的影响 [J]. 微量元素与健康研究，2007（4）：60-62.

[10] Liao L，Fang T，Ma B，et al. Assessment of calcium and zinc accumulation in cultivated and wild apples[J]. J Sci Food Agric. 2017，97（12）：4258-4263.

[11] Saper RB，Rash R. Zinc: an essential micronutrient[J]. Am Fam Physician. 2009，79（9）：768-772.

[12] Huang L，Drake VJ，Ho E. Zinc[J].Adv Nutr.2015，6（2）：224-226.

[13] Saito H，Cherasse Y，Suzuki R，et al. Zinc-rich oysters as well as zinc-yeas and astaxanthin-enriched food improved sleep efficiency and sleep onset in a randomized controlled trial of healthy individuals[J]. Mol Nutr Food Res. 2017，61（5）：10.

[14] Dhingra U，Kisenge R，Sudfeld CR，et al. Lower-Dose Zinc for Childhood Diarrhea-A Randomized，Multicenter Trial[J]. N Engl J Med. 2020，383（13）：1231-1241.

[15] Avan A，Członkowska A，Gaskin S，et al. The Role of Zinc in the Treatment of Wilson's Disease[J]. Int J Mol Sci. 2022，23（16）：9316.

5. 健身健美、增肌减脂，能用蛋白同化制剂吗？

爱美之心人皆有之，激烈的竞争也要"看脸"，谁能没点外貌焦虑？而且，人们对身材的要求越发严格，审美标准也越来越细化，从头身比到肌腱形状，从直角肩到蝴蝶背——先天后天的审美标准层出不穷，然而理想总是很丰满，现实却是很骨感。处于快节奏工作环境的上班族，很难抽出时间来健美健身。于是有的健美爱好者想到了使用蛋白同化制剂辅助塑造好身材，但这类药是否可以用于健美健身？

（1）什么是蛋白同化制剂。蛋白同化制剂又称同化激素，俗称合成类固醇，属于兴奋剂的一种，是一类拟雄性激素的人工合成物质，主要成分是睾酮及其衍生物。其主要结构与雄激素颇为相似，因此具有与雄激素相似的生理作用。常见的蛋白同化制剂包括康复龙（羟甲烯龙）、大力补（美雄酮）、康力龙（司坦唑醇）、瘦肉精（克仑特罗）等。

（2）蛋白同化制剂是怎样发挥健美健身作用的。蛋白同化制剂通过增加氨基酸摄入率，降低血清磷脂和胆固醇含量，改善脂质代谢，增加肌糖原的蓄积，从而增加肌肉重量、降低体脂百分率，改善外貌或身体形象。

（3）滥用蛋白同化制剂的危害。长期滥用蛋白同化制剂对于不同年龄、不同性别的人都会产生严重不良反应。①对心血管系统的影响：增加患心血管病的风险，引起血脂异常性动脉硬化、心肌肥厚、心律失常、高血压等疾病。②对骨骼和肌肉的影响：青春期结束时线粒体骨形成的激活，导致生长区过早关闭、生长迟缓，因此早期给予睾酮或蛋白同化制剂可能导致生长停滞。③对皮肤的影响：可以影响皮肤生长和分化、毛发生长、表皮屏障稳态和伤口愈合。④对肝脏的影响：引起肝内胆汁淤积、肝下垂，以及肝结构增生性改变，如局灶性结节性增生、肝腺瘤。⑤对精神状态的影响：引起头痛、失眠、易怒、抑郁情绪和对药物的依赖。⑥对男性的影响：男性服用后可造成乳房增大、睾丸缩小、精子数量明显下降、性欲下降、勃起功能障碍等。⑦对女性的影响：女性服用后可导致阴蒂肥大、痛经、继发性闭经等，伴无排卵、多毛症、喉结凸显、声音低沉。

（4）蛋白同化制剂切勿用于健美健身。早在1974年，国际奥林匹克委员会就已经禁止运动员使用蛋白同化制剂，但仍有健美健身爱好者滥用该类药品辅助。作为处方药品，医生在开具这类药品处方时，应当严格按照说明书上规定范围用药。

健美健身应以健康为前提，应该是一种由内在健康到外在形态美的全方位训练。我们只要通过培养科学的饮食习惯和应用科学的训练方法，就可以减少身上的赘肉，塑造健美的形体，而使用蛋白同化制剂的健美运动员只能给人们塑造一种短暂、外在的好身材，其实机体已经被这类药品侵害。

【参考文献】

[1] Bhasin S，Hatfield DL，Hoffman JR，et al. Anabolic-Androgenic Steroid Use in Sports，Health，and Society[J]. Med Sci Sports Exerc. 2021，53（8）：1778-1794.

[2] 徐起麟，齐华，张冠男，等 . 兴奋剂的种类及其对生理上的危害 [J]. 体育世界（学术版），2017（10）：161，170，177.

[3] 周冰 . 蛋白同化制剂功能及不良反应 [J]. 临床药物治疗杂志，2008（6）：47-48.

[4] 武汉药学会《医疗机构含兴奋剂药品规范管理专家共识》编写组 . 医疗机构含兴奋剂药品规范管理专家共识 [J]. 医药导报，2019，38（11）：1391-1397.

[5] García-Arnés JA，García-Casares N. Doping and sports endocrinology：anabolic-androgenic steroids[J]. Rev Clin Esp（Barc）. 2022，222（10）：612-620.

[6] Vorona E，Nieschlag E. Adverse effects of doping with anabolic androgenic steroids in competitive athletics，recreational sports and bodybuilding[J]. Minerva Endocrinol. 2018，43（4）：476-488.

6. 一个隐藏的"江湖"：健康攸关的肠道菌

（1）初来乍到。这个江湖有武当（有益菌）、少林（中性菌群）、星宿（有害菌群），都拥有庞大的成员，数量是人体细胞的 10 倍，超过 1000 万亿个，形成超过 1500 个不同的群落。江湖上人称"肠道君（菌）"，也被称为人体"微生物器官"。

庞大江湖正常情况下呈三足鼎立，保持着动态平衡，守护江湖秩序。

（2）深入江湖。人体中存在的各种菌群和微生物，对人体的健康和疾病产生发挥着重要作用，正常情况下大家和平相处，属于共生关系。这时肠道菌的存在具有帮助食物消化、维护肠道屏障、防御外源性感染、促进免疫系统成熟、平衡营养与代谢等生理功能，为各类相关疾病，甚至肿瘤的免疫治疗提供诊断工具与治疗策略。

当这种平衡被打破，人体随之会产生一系列生理反应。最初的失衡，临床表现为腹泻、腹胀、腹痛及其他腹部不适症状。

大量研究表明，肠道微生物状态的变化还与感染、肝病、消化道疾病、肿瘤、糖尿病、肥胖、自闭症、阿尔茨海默病、高血压等疾病的发生发展有着密切关系，引起肠道菌群失衡的原因有多种，如年龄、环境、饮食、疾病、用药等因素，表现为菌群种类、数量、比例、定位转移和生物学特征上的变化。在一定程度上反映了人体的健康状态。

（3）江湖"秘籍"出现。肠道菌群失衡的治疗，主要以微生态制剂调节各菌群达到稳态为目的。（图1）

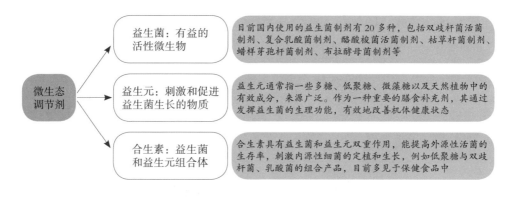

图1　微生态调节剂

微生态调节剂具有调节肠道菌群失调、改善微生态环境、促进肠黏膜生长和增加肠道免疫功能的作用。应合理使用，不可盲目补充，由于肠道菌群失调导致的明显症状应及时就医。

温馨提示 部分益生活性菌在体外生存过程中，对环境温度要求严格，需避光冷藏。（详情请参照产品说明书）其中口服益生菌宜以冷或温水送服，与制酸剂、抗生素、铋剂、鞣酸、活性炭及酊剂等分开服用，间隔时间不少于 2 小时。对微生物过敏者禁用，制剂性质改变时禁用。

关注这个广而强大的微"江湖"，关注您的健康！

【参考文献】

[1] 陈洁，程茜，黄瑛，等．益生菌儿科临床应用循证指南 [J]. 中国实用儿科杂志，2017，32（2）：81-90.

[2] 中华预防医学会微生态学分会．中国消化道微生态调节剂临床应用专家共识（2020版）[J]. 中华临床感染病杂志，2020（4）：858-869.

7. 牛磺酸泡腾片真是"性药"吗？

2022 年，某男生在图书馆向一名女生咖啡杯中投放牛磺酸泡腾片一事登上了热搜，该男生已被校方开除。据悉，这名男生是在某电商平台购买牛磺酸泡腾片。该产品的有些宣传资料带有性暗示言语，甚至画面上有相应内容。那么，牛磺酸泡腾片真的是"性药"吗？

牛磺酸又称 β–氨基乙磺酸，最早是从牛黄中分离出来，故得名牛磺酸。其是人体的条件必需氨基酸，主要由食物供给，可在体内合成。但如长时间工作、学习或运动，人体内的牛磺酸就会被不断地消耗掉，当人体内由食物提供的牛磺酸无法满足需要时，就会出现疲劳、头晕、精神不振、记忆力下降等症状，进而影响到人体健康。

牛磺酸的功效太广泛了，与日常生活密切相关的主要有以下几方面：

（1）抗疲劳、提高人体免疫力。牛磺酸可通过保护细胞、抑制自由基、抗氧化、调节细胞内外钙离子平衡等，起到缓解疲劳、提高免疫力的作用，使用牛磺酸补剂可使运动能力和抗运动性疲劳的能力进一步增强。因此深受广大专业运动员和健身爱好者喜爱。

（2）降脂。有助于人体胆汁及胆汁酸分泌，加强脂质和胆固醇的溶解、分解。对于有减肥需求的人，牛磺酸可通过增加身体对脂肪的消耗来减轻体重。

（3）降血压、降血糖。牛磺酸有降血压作用，并且只对高血压有用，对正常血压无影响。补充牛磺酸可使原发性高血压患者收缩压和舒张压明显降低，对临界高血压也有效。牛磺酸还能与胰岛素受体结合，促进肌肉对葡萄糖、氨基酸的摄取和利用，加速糖酵解，增加糖原异生，对糖尿病有一定疗效。

除上述功效外，牛磺酸还具有解热、镇静、镇痛等功效。

市面上常见的牛磺酸制剂有牛磺酸颗粒、牛磺酸片等，主要用于缓解感冒初期的发热症状。因此，这名男生购买牛磺酸泡腾片，可能是因不法商家的虚假宣传，将牛磺酸缓解疲劳的功用牵强附会。此外，药师提醒大家要到正规药店或医院购买药品哦！

【参考文献】

[1] 白小琼，孔德义. 牛磺酸研究进展 [J]. 中国食物与营养，2011，17（5）：78-80.

[2] 杨雪洁，贺晓云，刘清亮，等. 牛磺酸缓解疲劳及提高免疫力研究进展 [J]. 中国食物与营养，2021，27（10）：50-54.

[3] 杨占军. 人体内一种不容忽视的氨基酸：牛磺酸 [J]. 生物学杂志，2002，17（1）：33-34.

8.七夕，特别的花送给特别的她：揭开常见花类药材面纱

七夕是我国极具浪漫色彩的节日。传说这一天，牛郎和织女会在鹊桥上相会，人们会在这一天许下自己对爱情的美好愿望，所以七夕节也被称为中国的情人节。古往今来，花一直寄托着人们不同的情感和对未来美好生活的向往与追求。

七夕前后正是花开的季节，花市里各种鲜花绚丽缤纷、光彩夺目，而有一类花，内外兼修，不仅拥有美丽的外表，内在也是一样美丽，它们可作为药材治疗不同的疾病。这就是花类药材——可用完整的花、花序或花的某一部分入药。可能有很多人觉得药材离自己很遥远，其实生活中处处都有药材的身影，花类药材不仅可以作为鲜花点缀着人们的生活，日常生活中还经常作为药物被服用。

（1）芍药。来源于芍药科植物芍药的花朵。情人之间以花定情，但我国古时人们用得最多的不是玫瑰花，而是芍药。诗云："维士与女，伊其相谑，赠之以芍药。"

芍药被称为"花相"和"花仙"，在我国古代为爱情之花。芍药花不仅明艳动人，更是可以作为花茶饮用，具有养血柔肝、祛瘀调经的功效。芍药的根更是中医临床上常用于治疗妇科疾病的中药，故芍药也被称为"女科之花"。

（2）鸡蛋花。来源于夹竹桃科植物鸡蛋花的花朵，花开时采摘，晒干或鲜用。鸡蛋花经常作为景观植物，出现在路边、公园，还有小区的绿化丛里。

鸡蛋花作为药材具有清热解暑、利湿止咳、预防中暑的作用，主要用于感冒发热、肺热咳嗽、湿热黄疸、泄泻痢疾、尿路结石等。日常生活中经常喝到的凉茶饮料的配方中都有鸡蛋花身影。

（3）丁香。来源于桃金娘科植物丁香的干燥花蕾。丁香具有浓郁香气，为五香粉（花椒、肉桂、八角、丁香、小茴香）和咖喱酱的原材料之一。日常生活中吃到的咖喱鸡、五香瓜子和卤味食物中经常会使用丁香作为调味品。

丁香具有温中降逆、补肾助阳的作用，主要用于脾胃虚寒、呃逆呕吐、肾虚阳痿，为治疗胃寒呕吐、呃逆之要药。

（4）密蒙花。来源于马钱科落叶灌木密蒙花的干燥花蕾和花序。密蒙花加水煮沸后，水会变成黄色，用密蒙花水蒸出来的糯米饭黄灿灿的，还带着花香。所以密蒙花又被称作染饭花。清明时节，人们常吃的五色糯米饭中的黄色糯米饭，就是用密蒙花为配料做的。

虽然密蒙花小小的花朵并不起眼，但却大有用处。它可保护我们的肝脏和眼睛。密蒙花具有清热泻火、养肝明目及退翳功效。如感觉到眼睛肿痛，看东西模糊不清，或眼睛干涩、怕光，容易流眼泪，密蒙花可就派上用场啦！

（5）槐花。来源于豆科植物槐树的干燥花及花蕾。可能日常生活中槐花比较少见，但用它做成的夏日解暑甜品，肯定有不少人吃过。这就是用槐花为原材料做成的槐花粉，具有清热解暑的作用，其"解暑佳品"的称号可说是实至名归！

槐花具有凉血止血、清肝泻火功效，主要用于血热导致的痔疮出血、大便下血，以及肝热导致的目赤、头胀头痛、眩晕等。在炎热的夏季，泡上一杯槐花茶，清肝又泻火。

（6）玫瑰花。来源于蔷薇科植物玫瑰的花蕾。玫瑰现在是每个节日里的标配，也是花店宠儿，收到玫瑰花束会让人心情愉悦，来上一杯玫瑰花茶一样会让人心情愉悦。玫瑰花茶是常见的美容茶，月经不调、经前乳房胀痛、皮肤暗黄的人，饮用玫瑰花茶可起到一定的改善作用。七夕时不妨送情人玫瑰花，也可用于制作花茶。

玫瑰具有行气解郁、和血止痛的功效，主要用于肝郁气滞证以及跌打损伤。

日常生活中，经常见到的花类药材还有许多，如路边的木棉花、池塘的荷花、经常用来泡茶的菊花等。这些花类药材不仅有着高颜值，更是有着各不相同的药用价值，但是遇到自己不认识的植物，切不可随意采摘食用。而花店里的许多花都是观赏性植物，不具备药用价值，也不可随意食用。

【参考文献】

[1] 于晓南，苑庆磊，郝丽红. 芍药作为中国"爱情花"之史考 [J]. 北京林业大学学报（社会科学版），2014，13（2）：26-31.

[2] 杨玉婷. 芍药在我国古典诗词中隐含的情感意蕴 [J]. 北方文学（下旬刊），2015（10）：81.

[3] 马加路. 基于《神农本草经》探析《伤寒论》芍药性味功效归属 [J]. 饮食保健，2018，5（12）：94.

[4] 陆小鸿. "凉性花茶"鸡蛋花 [J]. 广西林业，2017（12）：18-19.

[5] 张丽月，刘秀峰，刘佩山. 丁香药性的本草考证 [J]. 中国中医药现代远程教育，2020，18（17）：73-75.

[6] 玫瑰花的养生功效 [J]. 中国总会计师，2012（2）：152.

[7] 陆小鸿. "眼科要药"密蒙花 [J]. 广西林业，2016（8）：23-24.

9."药铺小神仙"，金银花的强大功效你也许没想到

金银花原名忍冬花，为忍冬科植物忍冬的干燥花蕾或带初开的花。忍冬花初开为白色，后转为黄色，因此得名金银花。又因一蒂二花，成双成对、形影不离，似鸳鸯对舞，故又称鸳鸯藤。因此，金银花也象征美好的爱情。金银花自古就被誉为清热解毒的良药，素有"药铺小神仙"之称，是我国常用中药材之一，药用历史悠久。

据《神农本草经》记载：金银花性寒味甘，具有清热解毒、凉血化瘀之功效，主治外感风热、瘟病初起、疮疡疔毒、红肿热痛、便脓血。因为其能清热解毒、防疫驱瘟，金银花在很多流行病的防治工作中起到了很大的作用。金银花的活性成分众多，现代药理学研究发现，金银花具有抗菌抗炎、抗病毒、抗氧化、抗紫外线损伤、保肝护肝、降血脂和降血糖等作用。

金银花为药食两用的清热类中药，深受大众喜爱，在日常生活中应用广泛。亦有很多药膳食疗方，如金银花露、金银花茶等。金银花内服可祛火，适用于咽喉肿痛、牙龈肿痛等热性疾病，还可以治疗咽炎、风热感冒等。大家熟悉的感冒药连花清瘟胶囊、维C银翘片、双黄连口服液等，里边的主要成分就有金银花。金银花水外用可祛痘、

祛湿疹、祛痱子，缓解过敏瘙痒等皮肤问题。相传慈禧太后当年就是用金银花水洗脸来保养肌肤的。此外，金银花还能提高人体免疫力、降脂减肥，《本草纲目》就详细论述了金银花具有的"久服轻身、延年益寿"功效。

金银花虽好，但也不能天天喝。金银花性寒凉，喝多了容易导致脾胃虚寒。所以，脾胃虚寒患者慎用，经期女性也不宜食用。

【参考文献】

[1] 关秀峰 . 金银花的化学成分与药理作用研究新进展 [J]. 化学工程师，2020（4）：59-62.

[2] 郑依玲 . 金银花在新型冠状病毒肺炎防治中的应用探析 [J]. 亚太传统医药，2021，17（7）：180-184.

[3] 刘晓龙 . 金银花主要活性成分及药理作用研究进展 [J]. 新乡医学院学报，2021，38（10）：992-995.

[4] 广妍鹭 . 浅析金银花的药理作用与临床应用 [J]. 中医中药，2018，16（35）：164.

10. 应用药膳要讲科学，药膳适合哪些人食用？

随着社会经济的发展和生活水平提高，人们自我保健意识逐渐增强，开始注重饮食的营养与健康。近几年，滋补养生、食疗、药膳、药食同源、素食等养生词汇，也成了热门用词。这些都多多少少与药膳有关。那么，药膳是什么？有什么功效？常见药膳怎么分类？药膳是否人人能用？如何用？药师带您一起来了解。

（1）药膳和药膳的功效。药膳是中华民族几千年来饮食文化的结晶，为中国传统医学知识与烹调经验相结合的产物，寓医于食，既将药物作为食物，又将食物赋予药用价值。药膳是以传统中医基础理论为指导，结合烹饪学、营养学，将所需的中草药与日常饮食按一定配比和方式混合，并采用我国独特的饮食烹调方法制作而成的食物。药膳是有一定药用价值的美味食物，色、香、味、形俱佳，且具有防病养身、治疗康复、润肤美容、健脑益智、益寿延年等功效，有助于恢复身体调节机能，提高人体抵抗力。

平时百姓厨房中常用的生姜、山药、红豆、扁豆、胡椒、桂圆、大枣、枸杞子、莲子、银耳、花生、薏苡仁等，均可作为药膳材料。

（2）常见药膳类别。药膳按临床治疗作用可分为养身保健、治疗及辅助治疗、康复三大类别。①养身保健类：具有保健养身、增强体质的功效，主要包括减肥、美容养颜、清肝明目、延年益寿及抗衰老等药膳。常见的养身保健药膳有十全大补汤、虫草老母鸡汤、补气养血粥、八珍糕、人参老鸭汤等。②治疗与辅助治疗类：此类药膳是在专业医生或药师指导下，根据患者具体情况，经辨证论治配制而成，有温阳散寒、解表、泻下通便、清热生津、化痰止咳平喘、祛湿、安神助眠、健脾助消化等药膳。这类药膳可辅助治疗糖尿病、慢性支气管炎、睡眠障碍、高血压、冠心病、妇科病、结石病、腹泻、便秘、水肿等疾病，常见的有当归生姜羊肉汤、石斛陈皮水鸭汤、四神排骨汤、雪梨川贝母汤、熟地当归鸡汤、赤小豆薏米仁粥等。③康复类：人体大病之后身体虚弱，可用此类药膳扶正固本，以促早日康复，如产后服用阿胶红枣粥、参芪母鸡汤，创伤骨折后服用黑豆枸杞龙骨汤、强筋壮骨汤等。

此外药膳按药性还可分为温补、清补、平补、滋补、峻补等类。（表3）

表3　　药膳按药性分类

按药性分类	功效	适用人群	代表药膳
温补类药膳	温中散寒	阳虚体质或阳气亏损者	当归生姜羊肉汤
清补类药膳	清热生津，清中有补	阴虚体质、气虚夹燥热、病后邪热未清（平时熬夜、吸烟、反复口腔溃疡、口干舌燥等）者	石斛陈皮水鸭汤
平补类药膳	健脾、补肾、祛湿	体虚久病、病势发展较慢者，脾胃虚弱、食欲不振、容易腹胀或腹泻者及一般人群	四神排骨汤
滋补类药膳	滋阴补血	阴虚证、血虚证，气血亏虚所致头晕、乏力、月经量少、面色无华等不适者	熟地当归鸡汤
峻补类药膳	强力补益	大病初愈、身体非常虚弱者	野山参、紫河车、鹿茸、巴戟天、淫羊藿

（3）药膳适用人群。药膳是中药与食物的结合体，具有一定药物偏性，故药膳选用有一定适应人群。一般虚性体质或具有虚性证候的人群，如亚健康人群（久病体虚、易感冒、易疲劳）、慢性疾病者（冠心病、糖尿病、高血压、高血脂等）、中老年人、女性等，均能选用适合的药膳强身健体，改善身体机能。但药膳是治疗疾病的辅助手段，主要应用在保健、康复和"治未病"等领域，不能代替药品。

（4）如何选择适合的药膳。辨证论治是中医诊断和治疗疾病的基本原则，因此药膳的应用需遵循中医药理论，根据发病的时间、地区、患者体质差异和疾病所处阶段，选用具有针对性的膳食进行治疗或调养，因人施膳、因地施膳、因时施膳、因证施膳。不同体质、不同地域、不同辨证类型的人群在不同季节的药膳搭配有所不同。（图2）

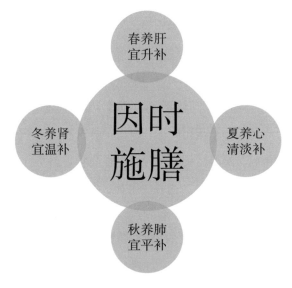

图 2　因时施膳

血虚人群宜选用红枣、桂圆等，阴虚人群宜选用枸杞子、百合等，阳虚人群宜选用牛肉、羊肉等。

（5）服用药膳需注意哪些问题。药膳是中药与食物的结合体，有一定的适应证，服用时要注意是否有禁忌证。①药膳配伍选料及药物选择要遵循中药方剂的组成变化规律，避免相恶相反的原料配伍。如"十八反""十九畏"、人参忌萝卜、薄荷忌鳖肉、茯苓忌醋、鳖甲忌苋菜、土茯苓忌茶等。②未经辨证不宜混用。如阴虚患者不宜用补阳功效的药膳；尤其注意身体特殊状态如胎产、经期时须辨证后再用药膳，避免使用药性峻猛之药。③药膳的配伍要严格按照四气五味原则，食药之间性味要匹配，否则将影响药膳功效。要熟悉药物、食物和食药之间禁忌，不可盲目配伍而导致风险，甚至引起疾病。④服用药膳时，尤其患病期间，避免食用生冷、黏滑、油腻、腥膻、辛辣等物。

药膳疗法在临床中发挥着很重要的作用，且药膳不良反应少，易被接受。但药膳调养须根据中医药学辨证理论来实施，合理搭配、科学配比，药物、食材与人群差异有机配合，才能更好地发挥中药药膳的效果。因此，对于患者或身体虚弱者，建议在中医师和中药师指导下选择和服用。

【参考文献】

[1] 郑金，谢亚东，王亚飞．中医药膳在治未病健康服务中的地位与发展探讨 [J]．中医药管理杂志，2022，30（13）：171-173.

[2] 刘志勇，游卫平，简晖．药膳食疗学 [M]．北京：中国中医药出版社，2017.

[3] 邱锦申，刘志勇，陈丽，等．浅析食疗药膳的应用原则与制作方法 [J]．江西中医药，2022，53（7）：19-22.

11. 荔枝吃多了会得"荔枝病"

夏季岭南盛产一种"明星水果"，大大小小市场都争相吆喝叫卖。其拥有香醇的口感，外表纹理雅致，壳薄而平，内里晶莹剔透，吹弹可破，这就是荔枝。荔枝是水果摊上极负盛名的水果，占据着夏季水果市场的半壁江山，堪称"果中皇后"。自古以来，许多文人墨客对荔枝都赞不绝口，苏轼曾叹"日啖荔枝三百颗，不辞长作岭南人"，杜牧也写下了脍炙人口的佳句"一骑红尘妃子笑，无人知是荔枝来"。可见荔枝在水果中的地位是很高的。

在营养学上，荔枝营养丰富，含葡萄糖、氨基酸、有机酸、脂肪、维生素及矿物质等，并含叶酸、苹果酸、荔枝多酚等多种营养元素，对人体健康大有益处。从医学上讲，荔枝具有补脾益肝、理气补血、补心安神、促进食欲等功效，同时还可促进微细血管的血液循环，淡化皮肤斑点、改善皱纹，令皮肤更加光滑。其绝佳的口感以及较高的营养价值，是人们喜欢吃荔枝的重要原因之一。

然而，即便荔枝营养再高，也绝对不能达到"日啖三百颗"的地步，否则就有可能会患上骇人听闻的"荔枝病"。

（1）什么是荔枝病。荔枝病是指短时间食用大量新鲜荔枝后，出现头晕、乏力、面色苍白、心悸、出冷汗等低血糖症状的一种疾病，严重者会出现四肢厥冷、脉细数、血压下降、抽搐、昏迷、呼吸困难、血压下降，甚至死亡。

（2）荔枝病发病原因。目前，很少有吃水果会导致低血糖甚至死亡的报道，那么吃荔枝怎么就会得这种病呢？通过查阅大量资料进行相关论证，研究人员发现4～11岁儿童最容易患荔枝病，发病时间在凌晨3点至8点，主要起因是夜晚空腹食用过量的荔枝。

一份发表在权威杂志《柳叶刀》上的研究报告揭开了荔枝病的神秘面纱，其研究结论大致如下：荔枝中含有两种物质，简称A物质（次甘氨酸A，又称降血糖素A）和B物质（亚甲基环丙基甘氨酸），这两种物质都具有降血糖的作用，并且抑制葡萄糖的产生；而人的血糖水平在一天中呈波动状态，表现为早上高、夜间低，如在晚上空腹吃大量荔枝，就会导致夜间血糖低于正常水平，破坏了人体自我保护机制，从而引发低血糖反应，严重者可导致低血糖性脑病。由于儿童血糖平衡能力差，食用过量荔枝后更容易引起低血糖反应，并且在未成熟荔枝中这两种物质的含量显著高于成熟果实，如果吃未成熟的荔枝则更容易患病。简言之，荔枝中两种降血糖物质是导致荔枝病的主要原因。

（3）吃荔枝须知。①慎用人群。糖尿病、痛风、对荔枝过敏、热性便秘和痤疮、上呼吸道感染和咽喉炎、牙龈肿痛、消化系统疾病患者食用荔枝需谨慎。②适量食用。成人每天不超过300克，儿童1次不超过5枚；最好在饭后半小时食用，不要空腹大量食用，不要吃未成熟荔枝，不要以荔枝当晚餐。③食盐是荔枝的最佳搭档，吃荔枝时配合盐水能最大程度降低荔枝可能引起的"上火"症状；如将荔枝用盐水浸泡放入冰箱再食用，还具有促进消化的作用。

（4）科学防治。一旦发生低血糖反应要立即停止食用荔枝，并吃一些易消化食物，如米粥、面包、米饭等以补充血糖。如果症状不缓解甚至加重，需立即就医。

【参考文献】

[1] 许黎忠，林志海，程芳芳，等.荔枝中毒48例急诊救治分析 [J].福建医药杂志，2015，37（2）：50-51.

[2] 李丽.荔枝的功效与食用注意事项 [J].农业知识（瓜果菜），2012（7）：58-58.

[3] 徐晨，罗思玲，张琰，等.荔枝果实的营养成分、生物活性及其综合利用研究进展 [J].果树学报，2021，38（11）：1995-2005.

[4] 潘永宽，金焰，周恩旭，等.荔枝核多糖应用于功效化妆品的初步研究 [J].香料香精化妆品，2021（5）：60-66.

[5]Shrivastava A, Kumar A, Thomas JD, et al. Association of acute toxic encephalopathy with litchi consumption in an outbreak in Muzaffarpur, India, 2014: a case-control study[J]. Lancet Glob Health, 2017: 5（4）: 458-466.

[6] 阮光锋.吃荔枝就会得"荔枝病"吗 [J].发明与创新·高中生，2022（7）：54.

[7] 艾华.荔枝季节谨防荔枝病 [J].健康博览，2018（8）：59.

[8] 荔枝的正确食用方法 [J].农村实用技术，2010（9）：60.

[9] 王苗苗.吃荔枝的"姿势"不对 小心"中毒" [N].河南商报，2022-7-4（A05）.

12. 吃美味鱼生宜小心肝吸虫病

如今，老百姓的食谱越来越丰富，餐桌上经常能看到一道美食，名曰"鱼生"，即以新鲜的鱼虾贝类生切成片，蘸调味料食用的一种食物。生鱼、虾片既可口又营养丰富，但也存在许多隐患，尤以淡水鱼虾更多见。下面我们来谈谈最常见的一种隐患——华支睾吸虫病（肝吸虫病）。

（1）什么是肝吸虫病？本病又名华支睾吸虫病，是由华支睾吸虫寄生在人体肝内胆管所引起的寄生虫病。

（2）肝吸虫病与生鱼、虾片有何联系？华支睾吸虫有典型的复殖吸虫生活史，包括成虫、虫卵、毛蚴、胞蚴、雷蚴、尾蚴、囊蚴及后尾蚴等阶段。第一中间宿主为淡水螺类如豆螺、沼螺、涵螺等，第二中间宿主为淡水鱼、虾，终宿主为人及猫、狗等食肉哺乳动物。

（3）感染了华支睾吸虫，会有什么临床表现？本病临床表现与寄生的虫数及患者的身体状态有关，潜伏期1～2个月。轻度感染时不出现临床症状或无明显临床症状。重度感染时，急性期主要表现为过敏反应和消化道不适，包括发热、胃痛、腹胀、食欲减退、四肢无力、肝区痛、嗜酸性粒细胞明显增多等。慢性患者，症状往往经过几年才逐渐出现，一般以消化系统症状为主，偶可因大量成虫堵塞胆总管而出现胆绞痛。

本病常见的体征有肝大（多在左叶）、质软，有轻度压痛；脾大较少见。严重感染者伴有头晕、消瘦、水肿和贫血等，在晚期可出现肝硬化、腹水、胆管癌，甚至死亡。严重感染的儿童可有营养不良和生长发育障碍，甚至引起侏儒症。

（4）病原疗法。治疗药物目前应用最多的是吡喹酮与阿苯达唑。①吡喹酮片：为广谱抗吸虫和绦虫药，通过使虫体肌肉发生强直性收缩而产生痉挛性麻痹、损伤虫体皮层以及抑制虫体核酸与蛋白质合成而发挥作用。不良反应常见头昏、头痛、恶心、腹痛、腹泻、四肢酸痛、乏力等，少数病例出现心悸、胸闷，还有少数病例可出现一过性氨基转移酶升高，偶可诱发精神失常或出现消化道出血。当虫体被杀死后可释放出大量抗原物质，引起发热、嗜酸粒细胞增多、皮疹等，偶可引起过敏性休克，需注意观察。脑囊虫病患者需住院治疗；合并眼囊虫病时，需先手术摘除虫体，而后进行药物治疗。②阿苯达唑片：为广谱驱虫药，可阻断虫体对多种营养和葡萄糖的摄取，导致虫体糖原耗竭，致使寄生虫无法生存和繁殖。不良反应可见恶心、呕吐、腹泻、胃痛、口干、乏力、发热、皮疹、头晕或头痛，停药后可自行消失。若单次服药后仍有症状，请咨询医生，以进一步治疗；如服用过量或出现严重不良反应，需立即就医。

（5）对症及支持疗法。重症患者应加强营养，纠正贫血，保护肝脏，及时进行驱虫治疗，必要时进行手术。

注意改进烹调方法并改善饮食习惯，自觉不吃生的或未煮熟的鱼虾，生熟食的厨具分开使用。要切断传播途径，无害化处理粪便，及时清理塘泥和灭螺。

温馨提示　①驱虫药应在医生指导下足量、足疗程使用，不要擅自停药或漏服。②不要把医生为患者开具的药物给他人服用。③自觉远离生食，触摸生鱼虾后要洗手。

【参考文献】

[1] 汪复，张婴元. 实用抗感染治疗学 [M]. 3 版. 北京：人民卫生出版社，2020：823-824.

[2] 诸欣平，苏川. 人体寄生虫学 [M]. 9 版. 北京：人民卫生出版社，2018：93-98.

[3] 吡喹酮片药品说明书.

[4] 阿苯达唑片药品说明书.

13. 被蚊虫叮咬后怎么办？可能很多人都做错了

每当将进入夏季，天气逐渐回暖，蚊虫繁殖生长，数量越来越多，人们受到蚊虫叮咬的概率显著增加。夏天人们被蚊子叮得到处是包，影响美观不说，还奇痒难耐。其实，防治蚊虫是有一套攻略的，我们一起来看看吧。

当身体被蚊虫叮咬后，蚊虫唾液腺中的唾液进入皮肤，其唾液中的多种抗凝血化学物质使被叮咬的皮肤出现瘀点、瘀斑；同时，蚊虫的唾液中含有唾液过敏原、天然抗原蛋白和腺苷脱氨酶等与过敏有关的蛋白质，这些蛋白质使身体出现局部或全身的过敏反应。蚊虫叮咬引起的这种皮炎被称为虫咬性皮炎，夏季在皮肤科经常会看到。虫咬性皮炎的特征是在被叮咬的地方出现丘疹、风团、水肿性红斑、水疱、丘疱疹和瘀点、瘀斑等，从破皮的地方可观察到叮咬痕迹；可感觉到不同程度的刺痛、灼痛、瘙痒，其中以皮肤瘙痒最为常见，影响人们的生活质量。

蚊虫叮咬对大部分人来说，影响相对是轻微的，一般只会引起发红、瘙痒、刺痛或轻微肿胀，但有的昆虫叮咬后会引起严重反应，例如蜜蜂、黄蜂、火蚁或蝎子，严重时可能引起较为严重的过敏反应，如荨麻疹、哮喘、呼吸困难、意识不清，甚至在短时间内出现生命危险。此外，一些昆虫也会通过叮咬而传播疾病，如登革热、疟疾等。

那么在被蚊虫叮咬之后该怎么处理呢？①首先，马上离开存在蚊虫叮咬的地方。②用肥皂和水清洗，将蚊虫叮咬的地方洗干净。③适当冷敷可缓解瘙痒，减轻疼痛及肿胀，每次敷10分钟左右，过10分钟之后再次冷敷，共冷敷30分钟左右或者直到瘙痒有所缓解。冷敷之后可以在皮疹的地方使用炉甘石洗剂外涂。④如叮咬部位在手脚，且又出现肿胀现象时，可抬高患肢以减轻肿胀。⑤对受瘙痒困扰的患者，建议口服西替利嗪或氯雷他定。⑥如果叮咬的部位被抓破了，可以用莫匹罗星软膏涂在患处，预防破皮处感染。⑦醋酸地塞米松乳膏具有抗炎、抗过敏作用，长期外涂可使不良反应发生概率降低，并且儿童也可使用。对叮咬部位出现直径数厘米的肿胀和硬结者，建议局部用适量中等效力醋酸地塞米松乳膏外涂，每天涂2次，持续5～10天。⑦眼眶周围出现广泛性红肿并影响到视力，或嘴唇有肿胀现象，或者肢体广泛性肿胀影响运动者，建议服用糖皮质激素，如醋酸泼尼松片，持续5至7天。

亡羊补牢，未为晚也，但一定的预防措施是必不可少的。夏天尽量不去蚊虫多的地方，注意选择合适的驱蚊方式。被蚊虫叮咬后如病变范围大、瘙痒严重、出现继发性感染，应及时就医。

14. 蛇出没季要防咬伤，用药早知道

我国已知有蛇类 200 余种，其中毒蛇 60 余种，剧毒蛇类 10 余种。蛇咬伤多发生在每年 4—10 月，热带、亚热带地区一年四季均可能发生。因而，对于户外避免蛇类咬伤及蛇咬伤后正确处置方法的科普宣传，应当积极普及。

（1）认毒。根据毒蛇毒素对机体效应，分为：①神经毒素类：金环蛇、银环蛇、海蛇等。②血液毒素类：竹叶青、烙铁头、蝰蛇等。③细胞毒素类：眼镜蛇等。④混合毒素：眼镜王蛇、蝮蛇、尖吻蝮蛇（五步蛇）等。

（2）知治。救治原则：迅速清除和破坏局部毒液，减缓毒液吸收，尽快送至医院。①院外。脱离→认蛇→解压→镇定→制动→包扎→呼救→止痛→复苏。注意咬伤后的禁忌。②院内。使用抗蛇毒血清。

（3）识药。抗蛇毒血清是从动物（马或绵羊）血浆中提取出的对抗一种或多种蛇毒的免疫球蛋白，目前是治疗蛇伤中毒唯一切实有效的治疗药物。

现有的抗蛇毒血清有以下几类：抗眼镜蛇毒血清、抗银环蛇毒血清、抗蝮蛇毒血清及抗五步蛇毒血清。抗蛇毒血清的使用主要遵守三大原则：①早期用药。毒蛇咬伤后，越早使用抗蛇毒血清疗效越好，恢复越快，预后越佳。②同种专一。同类抗蛇毒血清的使用可增加对毒素的覆盖面和覆盖强度。③异种联合。对无特异性抗蛇毒血清的毒蛇咬伤，应联合使用同类或相似毒性的抗蛇毒血清。（图 3）

（4）知用。抗蛇毒血清对蛇伤的中毒者无绝对禁忌，儿童被咬伤后使用剂量与成人一致，不应减量。孕妇被咬伤后，抗蛇毒血清仍是母体生存的唯一有效药物。①抗蛇毒血清过敏试验：取 0.1mL 抗蛇毒血清加 1.9mL 生理盐水，即稀释 20 倍，在前臂掌侧皮内注射 0.1mL。经 20 ~ 30 分钟观察，注射部位皮丘在 2cm 以内，且周围无红晕及蜘蛛足者为阴性。若阳性病人，可采用脱敏注射法。②脱敏注射法：取氯化钠注射液将抗蛇毒血清稀释 20 倍，分数次皮下注射，每次观察 10 ~ 20 分钟，第 1 次注射 0.4mL，如无反应可酌情增量注射。注射观察 3 次以上无异常者，即可做静

脉注射、肌内注射、皮下注射。③抗过敏治疗：可肌内注射氯苯那敏，必要时，可用地塞米松5mg加入25%或50%葡萄糖注射液20mL中静脉注射，或氢化可的松100mg或氢化可的松琥珀酸钠135mg加入25%或50%葡萄糖注射液40mL中静脉注射，也可静脉滴注。

竹叶青蛇咬伤可使用抗五步蛇毒血清，必要时加用抗蝮蛇毒血清

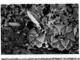
蝰蛇、烙铁头蛇咬伤可使用抗五步蛇毒血清及抗蝮蛇毒血清

眼镜王蛇咬伤使用抗银环蛇毒血清，必要时加用抗眼镜蛇毒血清

海蛇咬伤可使用抗眼镜蛇毒血清，必要时加用抗银环蛇毒血清

图3 异种联合治疗

抗蛇毒血清是异种血清，易发生过敏反应或不良反应，因此在使用过程中及使用后均应密切观察患者的体征。对蛇咬伤者，应同时注射破伤风抗毒素1500～3000IU。门诊患者注射抗蛇毒血清后，需观察至少30分钟方可离开。

（5）懂防。蛇咬伤的防范及注意事项：蛇类的昼夜活动有一定的规律，眼镜蛇与眼镜王蛇喜欢白天活动（9：00—15：00），银环蛇则多在晚上活动（18：00—22：00），蝮蛇白天、晚上均有活动。

蛇为变温动物，气温达到18℃以上才会出来活动，闷热欲雨或雨后初晴是蛇类最常出现的时间。如不幸遇到，应避免惊扰它，更不要试图裸手抓蛇，最好绕道而行，敬而远之。

【参考文献】

[1] 中国蛇伤救治专家共识专家组. 2018年中国蛇伤救治专家共识 [J]. 中华急诊医学杂志，2018，27（12）：1315-1322.

[2] 抗蛇毒血清说明书.

15. 寒冷季节如何有效地防治冻疮?

手脚上有红斑、硬结,又肿又胀,还奇痒难忍,这是冻疮。冻疮是指身体暴露在寒冷环境下引起局部皮肤瘙痒、疼痛和溃烂的一种皮肤病。那么,到底该如何防治冻疮呢?

(1)为什么会长冻疮?外露的皮肤受到10℃以下冷刺激,皮下的小血管会发生痉挛而收缩,导致局部血液流通受阻,长时间未处理则引起组织缺氧、细胞损伤。穿衣太少、衣着过紧、体质虚弱、营养不良、缺乏运动等均可诱发冻疮。

(2)冻疮有哪些临床表现?冻疮容易发生在冬季和春季,各个年龄段都可能发生。青年女性肢体末梢循环较男性差,儿童末梢循环调节能力较成人差,这两类人群冻疮更多见。手背、手指、面部、耳郭、足趾、足缘、足跟等地方最常见,可出现局限性水肿性紫红斑块或结节,用手按压的时候颜色可褪去,松开后红色恢复。严重时可出现水疱、溃疡,疼痛难忍。

(3)冻疮该如何预防?对于冻疮,积极预防比治疗更重要。严冬应注意穿衣保暖,衣着宜宽松;平日里适当运动可增强体质,提高耐寒能力;寒冷时可吃些肉桂、老姜、羊肉等防寒;平时适当用热水泡脚并按摩,以促进血液循环。

(4)冻疮该如何用药?对未形成溃疡的冻疮,可用温水洗干净疮面后,用适量冻疮膏涂于患处,加以轻揉,也可用适量云南白药和黄酒调匀后敷在患处。对轻度冻疮者可选用10%樟脑软膏或肌醇烟酸酯软膏涂敷患处。多磺酸基黏多糖乳膏具有抗凝、抗血栓作用,外涂患处可改善局部血液循环,有利于缓解患者瘙痒、红斑、肿胀及水疱等症状。

皮肤有水疱或发生溃烂时,可用氧化锌软膏涂敷,也可将云南白药粉撒在破溃处,用纱布包扎。当溃烂处有感染时,可以用高锰酸钾外用片0.1g加到500mL水中溶解均匀后清洗局部,然后用红霉素软膏外涂。

内服治疗冻疮的药物有:烟酸,可扩张血管,促进血液循环,口服,每次

50 ~ 100mg，1 天 3 次；维生素 E 可促进肌肉生长，口服，每次 50 ~ 100mg，1 天 3 次。中医治疗轻度冻疮的方法：当归、白芍、炮姜各 10g，桂枝、甘草各 6g，细辛 3g，大枣 15g，用水煎服，1 天 1 剂，疗程 2 ~ 3 周。

【参考文献】

[1] Scott E，McIntosh，Luanne Freer，et al. Wilderness Medical Society Clinical Practice Guidelines for the Prevention and Treatment of Frostbite：2019 Update[J]. Wilderness & Environmental Medicine，2019，30（4）.

[2] 晓文 . 治冻疮有外用药 [J]. 江苏卫生保健，2018（1）：31.

[3] 梅丹，刘晓红 . 药学综合知识与技能 [M]. 北京：中国医药科技出版社，2015.

[4] 叶子 . 冻疮的原因和解决方法 [J]. 现代养生，2017（18）：25.

16. 三伏贴"冬病夏治"，你需要知道这些知识

三伏天酷热难当，很多朋友都希望趁热打"贴"，帮助自己维护身体健康。有人就要问了，三伏贴是干什么用的？我要不要贴？不急，下面我们就说三伏贴。

（1）三伏天贴三伏贴有何用？所谓的"三伏天"，是初伏、中伏和末伏的统称，乃一年当中最热的一段时间，即中医说的"阳气最旺盛"时，也是经络气血流注最旺的时候。此时人体毛孔张开，在疾病相应的穴位上贴药，药物更容易由皮肤吸收进入穴位经络，能很好地鼓舞阳气，调整机体功能，增强抗病能力。

三伏贴正是根据中医"冬病夏治"的理论，对支气管哮喘、过敏性鼻炎等冬天易发作的宿疾，在一年中最热的三伏天，以辛温祛寒药物贴在背部不同穴位进行治疗，以调理虚寒体质、减轻冬季的发病症状。贴敷对象为 6 个月以上的儿童及成人。成人一般每次贴 4 ~ 6 个小时，儿童一般每次贴 1 ~ 2 个小时。

（2）治疗范围。包括内、外、妇、儿各科疾病。①呼吸系统疾病：过敏性鼻炎、

慢性咳嗽、哮喘、慢性支气管炎、慢性阻塞性肺病、反复感冒、慢性咽喉炎等。②消化系统疾病：慢性胃炎、慢性肠炎、消化不良等。③疼痛性疾病：骨性关节炎、强直性脊柱炎、颈椎病、腰椎病、腰肌劳损等。④妇科疾病：痛经、经行泄泻、不孕症、产后身痛、慢性盆腔炎等。⑤风湿性关节病：风湿关节炎、类风湿关节炎等。⑥其他：手足不温等。

（3）禁忌。①急、热证患者，肺炎、多种感染性疾病及急性发热期不宜贴。②对敷贴药物极度敏感、特殊体质及接触性皮炎等皮肤病患者不宜贴。③敷贴穴位局部皮肤有破损者不宜贴。④妊娠期妇女、心脏起搏器植入术后者不宜贴。

（4）注意事项。使用三伏贴，局部皮肤出现微红或有色素沉着、轻度瘙痒均为正常反应，不影响疗效。在敷贴期间应注意：①禁食海鲜、鱼虾或生冷、辛辣食物。②尽量减少户外活动，防止大量出汗。③贴敷当天禁止游泳、淋雨、使用冷气。④洗浴时局部用清水冲洗即可，不宜用肥皂、沐浴液等。

皮肤局部如出现刺痒难忍、灼热、疼痛感觉时，应立即取下药膏，禁止抓挠，不宜擅自涂抹药物，一般可自行痊愈。若皮肤出现红肿、水疱等严重反应，需及时就医。

【参考文献】

[1] 刘冰冰，许立峰，路丹，等 . 冬病夏治三伏贴理论浅析 [J]. 临床医药文献电子杂志，2015（6）：1184，1187.

[2] 李桐，马战平 . 基于治未病理论探讨三伏贴的临床应用 [J]. 光明中医，2022，37（9）：1567-1569.

[3] 张斯杰，欧江琴 . 三伏贴的治未病理论基础及运用 [J]. 中国中医基础医学杂志，2019，25（4）：519-521.

[4] 三伏天用好三伏贴 [N]. 老年日报，2021-7-29（006 版）.

17. 减少日晒伤，防晒要到位

去阳光明媚的旅游地，尤其暑假期间，出外游玩的你是不是如此全副武装，直到认不出自己来：防晒霜、防晒衣帽、防晒眼镜……当然，还有一些人，伞都不带一把，就这样出门了，直接拥抱太阳。但炎炎烈日，如果防晒工作不到位，就很可能会出现日晒伤。日晒伤又称日光性皮炎、日光水肿或日晒红斑，皮肤会出现红斑、肿胀、水疱、脱屑及色素沉着，伴有疼痛及瘙痒症状。最易出现日晒伤的部位为胸背部、四肢、面颈部及手足背部。

可能有一个大家还没有认识到的冷知识：为减少日晒伤的发生，出外游玩也要懂得"忌口"。因为当食用或接触光敏性药物或食物时，防晒如不到位，就会发生光敏反应，从而增加日晒伤发病风险。①常见光敏性药物：包括四环素类（如多西环素、米诺环素）、喹诺酮类（如左氧氟沙星、莫西沙星）、磺胺类（如磺胺嘧啶银、磺胺甲噁唑）、抗真菌药（如灰黄霉素、伏立康唑、伊曲康唑、特比萘芬）、其他抗生素（如氯霉素、吡嗪酰胺），还有一些抗肿瘤药（如氨甲蝶呤、表柔比星）、抗心律失常药（如胺碘酮）、降血糖药（如格列本脲）、降脂药（如苯扎贝特、辛伐他汀）、降压药（如卡托普利、吲达帕胺、呋塞米）、抗精神病药（如米氮平、奥氮平）、抗抑郁药物（如舍曲林、氟西汀）、抗焦虑药（如长期使用阿普唑仑），以及雌激素类药、维A酸类药、马来酸氯苯那敏、苯海拉明等。②常见光敏性食物：灰菜、茴香、苋菜、芹菜、无花果、芒果、菠萝、木瓜等。

有人可能会问："那我必须用这些药物或者就是想吃这些食物咋办呢？"

当然没问题，你可以选择在晚上使用，或者使用期间做好防晒。如出现光毒性反应或皮肤损伤，应立即停用光敏性药物，及时就诊，不要自作主张乱用药，以免延误病情。如因疾病情况不能停药，则对紫外线的防护就变得异常重要。

那么，如何做好防晒呢？

（1）规避性防晒。①避免长时间日晒，尽量避免在11：00—15：00进行户外活动。

小于6月龄的婴儿应尽可能在阴凉处活动，避免阳光直射。②户外运动出汗要及时擦干，因为出汗会增加皮肤对紫外线的敏感性。③皮肤开始感受到灼热或刺痛感时，应该立即避免日晒，回到室内或阴凉处。④在阳光下长时间活动，应注意避免食用或接触光敏性物质。⑤患有结缔组织病（如系统性红斑狼疮）等光敏感的人群，应遵医嘱避免日晒。

（2）遮挡性防晒。①使用宽檐帽（帽檐长最好＞7.5cm）和长袖衬衫（织纱密度越高、颜色越深或加有防晒涂层的，防晒效果越好）来保护和遮盖身体。②应选购覆盖全部紫外线的遮阳镜，并尽量减少蓝光和紫光透过。镜面足够宽大能完全遮盖眼睛和眉毛，镜片以深色为宜，但不宜过深以免影响视觉。

（3）防晒化妆品。使用防晒霜，选择SPF30+的防水防晒霜以及防晒唇膏。应在日晒前30分钟涂抹，并每2小时或出汗、游泳后补涂。应避免给儿童使用含有维生素A、羟苯甲酮、香料、对羟基苯甲酸酯及其他防腐剂的防晒霜，以防止诱发刺激性皮炎。

【参考文献】

[1] 中华医学会，中华医学会杂志社，中华医学会皮肤性病学分会，等．日晒伤基层诊疗指南（2023年）[J]．中华全科医师杂志，2023，22（4）：348-352.

[2] 黄佳，杨莉，赵志刚，等．药源性光敏反应的致敏药物及防治[J]．药品评价，2014，11（02）：17-21，48.

[3] 中国医师协会皮肤科医师分会皮肤美容事业发展工作委员会．皮肤防晒专家共识（2017）[J]．中华皮肤科杂志，2017，50（5）：316-320.

18. 小心夏季热浪，科普热射病知识

"要热死人啦"，每到夏天这类话语总是不绝于耳。然而这些听起来的玩笑话似乎不时地会成为现实：炎夏多地气象局发出高温红色警报，"热射病"（heat stroke，HS）频频冲上热搜。有一年7月，澎湃社报道浙江丽水一名工人在车间工作时突然昏倒，工友急将其送至医院，入院时体温40.7℃，处于休克状态，诊断为热射病致多脏器功能衰竭并伴有弥漫性血管内凝血，经过31个小时抢救，最终抢救无效死亡。中暑还能致死？什么是热射病？

（1）热射病定义。热射病即重症中暑，是因暴露于热环境或剧烈运动所致机体产热与散热失衡，核心体温升高到40℃以上，以中枢神经系统异常为主要特征，表现为精神状态改变、抽搐或昏迷，并伴有多器官损害而危及生命的临床综合征。热射病为最严重热致疾病类型，具有很高的病死率。据发病原因和易感人群的不同，可分为经典型热射病（classic heat stroke，CHS）和劳力型热射病（exertional heat stroke，EHS）。

（2）临床表现。本病表现多以神经受损为主，合并多脏器损伤，主要功能障碍有：①中枢神经系统：为热射病主要特征，如昏迷、谵妄、癫痫发作（抽搐）。②呼吸系统：早期主要表现为呼吸急促、口唇发绀等。③肝功能受损：重度肝损伤是EHS重要特征，临床表现为乏力、纳差、巩膜黄染等。④肾功能受损：表现为少尿、无尿、尿色深，部分患者可出现急性少尿型肾衰竭。⑤凝血功能障碍：有皮肤瘀点、瘀斑，以及穿刺点出血、结膜出血、黑便、血便、咯血、血尿、颅内出血等，约45%患者合并弥散性血管内凝血（disseminated intravascular coagulation，DIC）。⑥皮肤症状：以皮肤干燥为主，EHS可见面色潮红或苍白等。⑦消化系统症状：早期症状有恶心、呕吐、腹痛、腹泻、水样便，严重者出现消化道出血、穿孔、腹膜炎等。⑧横纹肌溶解：这是热射病的严重并发症，表现为肌肉酸痛、僵硬、肌无力、茶色尿、酱油尿等。⑨心血管功能受损：临床表现以心动过速、低血压为主。

（3）风险因素和高危人群。长时间处于高温（湿）且通风条件差的环境、烈日下高强度的运动/劳作、体形过胖、睡眠不足、防晒意识不强等都是热射病的风险因素。

CHS常见于体温调节能力不足者，如婴幼儿、老年人和孕妇；或有慢性基础性疾病者，如精神疾病、脑出血后遗症等；以及长时间处于高温环境者，如环卫工人、交警等。EHS常见于夏季高强度运动或劳作的健康年轻人，比如在夏季参训的军人、运动员，以及消防员、建筑工人、锅炉工人等。

（4）中暑、热射病如何防治。热射病主要是由于机体产热与散热失衡所致，所以其预防手段主要是减少产热和及时散热两方面。出门时使用遮阳伞、涂抹防晒霜、尽量减少在高温时段（13：00—15：00）进行户外高强度体力劳动、运动；保持良好的作息规律，保证充足的睡眠时间；在高热环境下工作时应保持良好的通风，同时补充足够水分，最好是淡盐水或糖水，此两者可补充少量的电解质和能量。

当出现严重中暑症状时，应遵循"降温第一，转运第二"原则，采取以下步骤：①立即脱离热环境，将患者转移到阴凉通风处平躺，并解开衣物，保持气道通畅。②积极有效地降温，可用水浴、冰浴、风扇等方式物理降温，不建议使用药物降温。③补充水分，最好是淡盐水。④拨打120急救电话，行医疗救治。

在救治热射病患者过程中要贯彻"十早一禁"原则：早降温、早扩容、早血液净化、早镇静、早气道插管、早补凝抗凝、早抗炎、早肠内营养、早脱水、早免疫调理，在凝血功能紊乱期禁止手术。三伏天热浪滚滚，尽量减少户外运动，千万别舍不得开空调。

【参考文献】

[1] 全军热射病防治专家组，热射病急诊诊断与治疗专家共识组．热射病急诊诊断与治疗专家共识（2021版）[J]．中华急诊医学杂志，2021，30（11）：1290-1299．

[2] 许书添，李世军．热射病的病理生理与救治进展[J]．肾脏病与透析肾移植杂志，2021，30（03）：258-262．

[3] 刘树元，宋景春，毛汉丁，等．中国热射病诊断与治疗专家共识[J]．解放军医学杂志，2019，44（03）：181-196．

[4] 岳栋，倪军，张静．热射病肝脏组织损伤的发生机制及研究进展[J]．中华灾害救援医学，2022，10（06）：330-333．

19. 误服干燥剂后果严重吗？应该如何处理以减少损伤？

叮铃铃，叮铃铃，叮铃铃……

"您好，这里是广西医科大学一附院门诊药房，请问有什么可以帮到您？"

"药师你好，我昨天就诊从医院拿药回来，家里老人误服了胃痛颗粒里的干燥剂，现在觉得从喉咙到胃火辣辣的，跟平时胃痛不一样，怎么办？"

"先不要慌，马上给老人家喝点牛奶，带上干燥剂的包装及时上医院就诊。"

（1）什么是干燥剂？生活中，许多药品、食品、日用品等容易受潮变质发霉，为防止这一现象的发生，生产厂家会在包装中放入干燥剂以防潮。干燥剂是一种可吸收潮气的除水剂，是一种化学物质。

（2）干燥剂长什么样？该如何识别干燥剂呢？干燥剂通常是一个放在包装中的白色小无纺布袋子，也有的是圆柱形塑料小瓶装。不管是何种包装，干燥剂的外包装上都有警示（如"禁食"）的标识或警示语（如"不可食用""DO NOT EAT"），但对于很多老人和不识字的儿童来说，这警示形同虚设，如干燥剂包装上只有外文警示语就更难识别了。

（3）那么，常用干燥剂有哪几种呢？误服怎么办？如何减少损伤呢？误服中毒是常见的意外伤害，特别容易发生于儿童。据报道，我国每年有200万例受意外伤害儿童需急诊处理和入院治疗护理。

常用干燥剂及误服后处理方法：①氧化钙：即生石灰，为白色或灰白色块状物，吸收水分后变成粉末状的氢氧化钙（即熟石灰），释放大量热量，具有腐蚀性，可灼伤口腔、食道及胃黏膜。误服后危害最大，切勿进行催吐，禁食水，可立即少量饮用牛奶保护胃黏膜，如果儿童误食则采取少量多次的方法喂食牛奶。要注意防止呕吐和误吸，并尽快送医就诊。②氯化钙：为白色粒状物，无毒、无臭味，微苦，有很强吸湿性，易溶于水，且释放热量，对胃黏膜有一定刺激性，但无接触腐蚀性。误服后处理方法和误食氧化钙一样，立即少量饮用牛奶保护胃黏膜，要注意防止呕吐或误吸，并尽快送医就诊。③硅胶：为半透明颗粒或小球状，较好识别，包装一般会写有"SILICA GEL"字样，对人体无毒性，消化系统不吸收，最终会随大便排出体外。误服少量不必过于担心。④三氧化二铁：呈咖啡色，具轻微刺激性，误食后大量饮水稀释即可，如果故意大量服用需尽快就医。

注意：如不慎将干燥剂弄进眼睛，要立即用大量清水冲洗，尽量把干燥剂冲洗干净，减小损伤程度，并带上误用的干燥剂尽快去医院就诊处理。

（4）重视预防，防患于未然。儿童好奇心强，可能会玩弄物品包装内的干燥剂，为了杜绝隐患的发生，预防很重要。①教育儿童认识干燥剂，知道误食、玩弄干燥剂的危害。②教育儿童远离干燥剂，勿将干燥剂投入水中。③如儿童打开有干燥剂的物品，家长要预先把包装中的干燥剂取出丢弃。④将含有干燥剂的物品放在儿童不能接触到的地方。

【参考文献】

[1] 张英乔，姜海英. 8例儿童误服干燥剂的急诊处理及护理 [J]. 中国城乡企业卫生，2017，12（12）：41−42.

[2] 廖萱. 食品干燥剂致儿童眼部化学伤的临床观察 [J]. 眼外伤职业眼病杂志. 2006，1（28）：43−44.

[3] 刘星利，胡峥，段烈英，等. 食品干燥剂致小儿眼灼伤6例护理体会[J]. 西南国防医药，2014，11（24）：1246−1247.

[4] 何冬梅，胡燕，赵彬. 家用干燥剂的重复利用研究 [J]. 广州化工，2017，45（11）：104−106.

[5] Clark S，Subir R，Bernard P，et al. Therapeutic Effects of Water and Milk for Acute Alkali Injury of the Esophagus[J]. Annals of Emergency Medicine，1994，24（1）：14−20.

20. 认识更年期综合征，优雅度过易"燃"易"炸"更年期

女性 40 岁以后，容易出现一些身体和情绪的变化，很多人就会想：我是不是进入更年期了？那么，什么是更年期？更年期要怎么办？让我们一起来了解更年期，正确认识和管理更年期症状，优雅度过更年期。

（1）我是否进入"更年期"？如果您近期出现月经紊乱、潮热、心悸、大汗、手指麻木、眩晕、头痛、失眠、情绪波动大、激动易怒或情绪低落等，可考虑为更年期综合征，长期还会出现阴道干涩、反复阴道感染、尿急、尿痛，以及骨质疏松、心血管系统改变等症状。

（2）能不能避免"更年期"？"更年期"是女性必经的生理历程，其本质是卵巢功能的衰竭，雌激素缺乏，导致一系列的身体不适。

（3）出现更年期综合征该怎么办？更年期综合征是一种生理现象，但也不是没有办法管理，按以下两点建议就可以有效地管理好"更年期"了。①建议全面健康管理，每年健康体检，要合理饮食，增加社交和脑力活动，锻炼身体。合理饮食：建议全谷物纤维饮食，足量蔬菜和水果，每周 2 次鱼类食品，控糖（≤ 50g/d），足量饮水（1500 ~ 1700mL/d），少盐（≤ 6g/d）、少油（25 ~ 30g/d）、忌烟、限酒（酒精量≤ 15g/d）。适量运动：每日规律有氧运动，每周累计 150 分钟，另加 2 ~ 3 次抗阻运动以增加肌肉量和肌力。保持身心愉悦，积极参加社会活动，进行有益身心的文娱体育活动。②绝经激素治疗，补充低剂量的雌激素及孕激素类药物。

（4）补充雌激素和孕激素有何作用？①改善绝经相关症状：月经紊乱、潮热、睡眠障碍、多汗、疲倦、情绪障碍（如易激动、烦躁、焦虑、紧张、低落）等。②改善生殖泌尿道萎缩等问题：包括阴道干涩、外阴阴道疼痛、瘙痒、性交痛、反复下尿路感染、反复发作萎缩性阴道炎、夜尿、尿频、尿急等。③预防 60 岁以下及绝经 10 年内女性骨质疏松性骨折。

（5）激素吃多了对身体有害吗？①推荐在卵巢功能衰竭后尽早启动绝经激素治

疗，但原则上不推荐 60 岁以后或绝经 10 年以上者应用。②绝经激素治疗也有一定的风险，经过医生的正确评估才可以使用。其禁忌证包括原因不明的阴道出血、已知或怀疑妊娠、患性激素依赖性恶性肿瘤、患乳腺癌等，以及患严重肝肾功能不全、血卟啉症、耳硬化症、活动性静脉或动脉血栓栓塞性疾病（最近 6 个月内）等；如患脑膜瘤应禁用孕激素。慎用情况：癫痫、哮喘、偏头痛、子宫肌瘤、子宫内膜异位症、子宫内膜增生症、血栓形成倾向、胆囊疾病、系统性红斑狼疮、乳腺良性疾病及乳腺癌家族史等。

（6）听说吃激素不良反应很多，吃多了会不会对身体不好？首先，对于激素不要望而生畏，性激素跟糖皮质激素不一样，女性身体本身就存在并需要性激素，其包括雌激素和孕激素等。绝经补充激素一般推荐天然雌激素、天然或接近天然的孕激素，可避免发生不良反应。

另外，绝经激素治疗的给药途径不同，包括口服雌激素或孕激素、经皮肤或经阴道给予雌激素、子宫腔内使用孕激素，每一种都各有特点，可根据个体情况选择不同剂型的雌激素及孕激素，避免可能存在的风险。

我国女性的平均预期寿命已突破 80 岁，假如 50 岁绝经，还需要在很长时间内面对更年期雌激素减少带来的不良影响。虽然性激素有一定的不良反应，但医生会根据个人意愿和身体状况全面评估，制定个体化用药方案，所以不用担心。为了评估效果和降低风险，及时调整个体化用药方案，可在开始治疗后 1 个月、3 个月、6 个月、12个月各复查 1 次，以后每年至少复查 1 次。应鼓励更年期女性积极评估和启动绝经激素治疗，一旦开始则鼓励其坚持规范用药，定期随访，这样可以较好地改善生活质量。

【参考文献】

[1] 谢梅青，陈蓉，任慕兰 . 绝经管理与绝经激素治疗中国指南（2018）[J]. 中华妇产科杂志，2018，53（11）：729—739.

[2] 中国老年学和老年医学学会骨质疏松分会，妇产科专家委员会与围绝经期骨质疏松

防控培训部.围绝经期和绝经后妇女骨质疏松防治专家共识[J].中国临床医生杂志，2020，48（08）：903-908.

[3] 绝经生殖泌尿综合征临床诊疗专家共识[J].中华妇产科杂志，2020，55（10）：659-666.

[4] 谢幸，孔北华，段涛.妇产科学[M].9版.北京：人民卫生出版社，2018.

[5] 国家统计局.中国妇女发展纲要（2011-2020年）终期统计监测报告[N].中国信息报，2021-12-22（002版）.

21. 失眠了，怎么找回被"偷走"的睡眠？

随着生活节奏的加快，各种因素的影响，"睡不着"的发生率日益升高，失眠成了最常见的睡眠障碍，关注睡眠健康成为被广泛关注的社会话题。

睡眠是维持人体正常生理功能极其重要的生命活动，其对精神、情感、机体免疫和细胞生长与修复等具有重要作用。睡眠障碍会引起生活质量降低、社会功能受损，引发躯体和精神疾病、心脑血管疾病、代谢性疾病及肿瘤等，所以正确、科学地干预不良睡眠状态，是保持身心健康的保障。

（1）什么是失眠？失眠是指尽管有合适的睡眠机会和睡眠环境，依然对睡眠时间或质量感到不满足，并且影响日间社会功能的一种主观体验。

（2）失眠的主要表现。入睡困难（入睡潜伏期超过30分钟），睡眠维持障碍（整夜觉醒次数≥2次），早醒、睡眠质量下降和总睡眠时间减少（＜6.5小时），同时伴有日间功能障碍、主观情绪不佳。部分患者睡眠时间虽短，但主观睡眠质量并没有下降，也不存在日间正常功能损害，不能视为失眠。

（3）失眠分类和干预方式。失眠分为短期失眠（病程＜3个月）和慢性失眠（病程≥3个月），主要干预方式有4类：①一般性干预：应建立健康的生活习惯，临睡前避免饮用咖啡、浓茶，避免过量饮酒或吸烟，避免睡前暴饮暴食或进食不易消化的食物；避免睡前进行易引起兴奋的脑力活动，或观看易引起兴奋的书籍或影视节目；

每日安排适度的运动，保持安静、舒适的睡眠环境，应规律作息，建立良好的睡眠习惯。②心理治疗：非常重要，首选，包括睡眠卫生教育和失眠认知行为治疗。③药物治疗：短期疗效得到临床认可。④物理和中医治疗：为补充或辅助治疗方式。

（4）失眠的药物治疗。遵循个体化原则，从小剂量开始给药，不轻易调整有效治疗剂量。如需间歇治疗，给药频率为每周服用3～5天。需长期用药患者应避免突然停药，并且掌握治疗获益与药物潜在风险的平衡，兼顾药物获取的难易程度和患者主观依从性、经济负担等。药物治疗的同时，应给予心理治疗。治疗失眠的药物的类别见表4，处方药加巴喷丁、喹硫平、奥氮平治疗失眠的临床证据薄弱，不推荐作为失眠常规治疗用药。抗组胺药、普通褪黑素等非处方药虽具有催眠作用，但临床研究证据有限，不宜作为治疗普通成人失眠的常规用药。

表4　　用于失眠的药物

药物分类	作用特点	代表药物
苯二氮䓬类受体激动剂（BZDs）	镇静、催眠、抗焦虑、抗惊厥，有肌肉松弛作用。不良反应较多，持续用药可出现戒断症状和反跳性失眠	艾司唑仑、阿普唑仑、氟西泮、夸西泮、替马西泮、地西泮、劳拉西泮、氯硝西泮（以上均为二类精神药品）和三唑仑（成瘾性和逆行性遗忘发生率高，为一类精神药品）
非苯二氮䓬受体激动剂（non-BZDs）	催眠作用与苯二氮䓬类相似，但起效更快，可诱导睡眠始发，治疗失眠无严重不良反应，药物依赖风险低	唑吡坦、右佐匹克隆、佐匹克隆、扎来普隆（仅用于入睡困难），均为二类精神药品
褪黑素受体激动剂	改善和调节时差变化或昼夜节律失调所致睡眠障碍，缩短睡眠潜伏期，提高睡眠质量。无药物依赖性和戒断症状	雷美替胺（获批用于长期治疗失眠）、阿戈美拉丁（具抗抑郁和催眠双重作用），均为普通处方药
食欲素受体拮抗剂	食欲素又称下丘脑分泌素，具有促醒作用；食欲素受体拮抗剂具有抑制其分泌的特点，从而达到助眠作用	苏沃雷生
具催眠作用的抗抑郁药	部分抗抑郁药具有镇静作用，应用于失眠伴随抑郁、焦虑心境时作用较为明显，为普通处方药	多塞平、曲唑酮、米氮平等

（5）失眠用药须知。连续治疗是指每晚临睡前服药1次。间歇治疗仅适用于苯二氮䓬类受体激动剂和非苯二氮䓬类受体激动剂，指非每晚服用药物，如每周选择数晚服药而不是连续每晚用药，推荐频率为每周服用3～5次。

对于按需服药的患者，可遵循以下用药方式：①预期入睡困难时，可于上床前5～10分钟服用。②上床30分钟不能入睡时，宜马上服用。②夜间醒来无法再入睡时，距离预期起床时间＞5小时者，可以服用。

温馨提示　科学积极地对待睡眠健康问题，如无法自我调节，应及时就医，早干预、早调节、早治疗、早受益。科学的认知和积极的应对，才能够找回被"偷走"的睡眠。

【参考文献】

中华医学会神经病学分会，中华医学会神经病学分会神经心理与行为神经病学学组，首都医科大学宣武医院神经内科，等．中国成人失眠伴抑郁焦虑诊治专家共识（2020）[J]．中华神经科杂志，2020（8）：564-574.

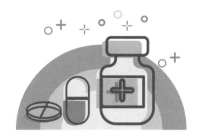

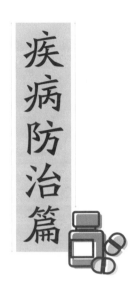

22. 感冒了，弄清风寒还是风热后再用药

感冒不可乱吃药！风寒感冒与风热感冒大不同，用药有讲究（表5）。中医将上呼吸道感染称为感冒。感冒是四季常见病，尤其在冬季更为常见。有些人自备了小药箱，感冒时懒得去医院，就自己找些中成药吃。有时候吃药就好，有时候吃了药症状还是不见缓解，甚至症状加重，这就要考虑是不是对症吃药了。

非专业人士不太容易辨别风热或风寒感冒，用药时寒热不分，这就是有人吃药就好、有人吃药却适得其反的原因。

（1）风寒感冒。一般情况下，风寒感冒大多由于受到风邪和寒邪的侵袭所引起。患者除了鼻塞、喷嚏、咳嗽、头痛等一般症状外，还有畏寒、低热、无汗或少汗、头痛身痛、流清涕、吐稀薄白色痰、咽喉红肿疼痛、口不渴或渴喜热饮、苔薄白等特点，脉象表现为浮紧脉，通常要穿很多衣服或盖大被子才觉得舒服。

治疗风寒感冒的关键是要出汗，中医称之为辛温解表，手段包括桑拿、用热水泡脚（最好加点酒）、盖上厚被子、喝姜糖水、喝生姜葱白水、喝姜粥等。药物治疗

表5 风寒感冒和风热感冒的鉴别与治疗

类型	风寒感冒	风热感冒
引起原因	风邪和寒邪的侵袭	风热之邪犯表、肺气失和
共同症状	怕冷、发热、鼻塞、头痛、周身酸痛、咽喉红肿疼痛、咳嗽	
发热情况	发热轻，更怕冷	发热重，不大怕冷
发汗情况	无汗或少汗	有汗
流鼻涕	清涕	黄浊浓涕
咳嗽	痰质稀，色白	痰黏稠，色黄
口渴情况	口不渴或喜热饮	口渴喜饮
舌苔	苔薄白、润	苔薄黄，舌边尖红
排便	基本正常	易便秘
脉象	浮紧脉	浮数脉
用药	以辛温解表及宣肺散寒为主：感冒清热颗粒、正柴胡饮颗粒、风寒感冒冲剂、荆防冲剂、解热感冒片、感冒退热片、参苏感冒片、感冒软胶囊、伤风停胶囊、伤风感冒冲剂、杏苏感冒冲剂、防风通圣丸、荆防败毒丸、参苏丸、通宣理肺丸、九味羌活丸	宜选用清热宣肺的辛凉解表药：银翘解毒颗粒、夏桑菊感冒冲剂、风热感冒冲剂、羚翘解毒丸、柴黄清热冲剂、复方感冒灵片、感冒清胶囊、清热感冒冲剂、复方夏桑菊感冒片、银柴合剂、清感穿心莲片、复方双花口服液、复方穿心莲片、清热解毒颗粒、双黄连口服液、抗病毒胶囊，银翘解毒丸、羚羊感冒片或板蓝根冲剂、感冒退热冲剂等
不得使用	银翘解毒丸、羚翘解毒丸、羚羊感冒片、桑菊感冒片等	风寒感冒冲剂、伤风感冒冲剂等

风寒型感冒，应以辛温解表及宣肺散寒为主，可酌情选用感冒清热颗粒、正柴胡饮颗粒、荆防冲剂、风寒感冒冲剂、解热感冒片、感冒退烧片、参苏丸、参苏感冒片、感冒软胶囊、伤风停胶囊、伤风感冒冲剂、杏苏感冒冲剂、防风通圣丸、荆防败毒丸、通宣理肺丸、九味羌活丸等，但不能用银翘解毒丸、羚翘解毒丸、羚羊感冒片、桑菊感冒片等，否则会加重病情或使感冒迁延难愈。

（2）风热感冒。这是由风热之邪犯表、肺气失和所致。症状为发热重、微恶风、头胀痛、有汗、咽喉红肿疼痛、咳嗽、痰黏或黄、鼻塞、黄涕、口渴喜饮、舌边尖红、苔薄白微黄、便秘等。风热感冒多由夏、秋季外感风热所致。具体而言：①咽喉痛，通常在感冒症状出现之前就痛，痰通常为黄色或带黑色。②脓涕，通常为黄色。③舌苔带点黄色，也有可能是白色，舌体通常比较红。④身热、口渴、心烦。⑤脉象通常为浮数脉，就是脉搏比正常人的要快、要大。

治疗风热感冒宜选清热宣肺的辛凉解表药，具有辛凉清解及肃肺泻热作用，可选用银翘解毒颗粒、夏桑菊感冒冲剂、风热感冒冲剂、羚翘解毒丸、柴黄清热冲剂、复方感冒灵片、感冒清胶囊、清热感冒冲剂、复方夏桑菊感冒片、清感穿心莲片、复方双花口服液、复方穿心莲片、银柴合剂、清热解毒颗粒、双黄连口服液、抗病毒胶囊、银翘解毒丸、羚羊感冒片、板蓝根冲剂、感冒退热冲剂等，但不能选用风寒感冒冲剂、伤风感冒冲剂等，否则会加重病情。

温馨提示 普通感冒是一种自限性的疾病，大部分人即使不用药物治疗，数天后也可自行好转。使用中成药治疗感冒时必须遵循中医理论，在辨证论治基础上"因人、因地、因时"对症下药，才能早日康复。

【参考文献】

[1] 王海强，邓浩轩，陈一娜，等.对感冒类中成药使用情况的调查研究：以河北省石家庄市为例 [J].光明中医，2022，37（8）：1483-1486.

[2] 张凤清，吴碧珍，王牡丹.风寒感冒和风热感冒的鉴别与治疗 [J].内蒙古中医药，2012，31（8）：16.

[3] 吴冬云.抗感冒中成药要注意按症状合理选药 [J].黑龙江医药.2013，26（2）：292-294.

23. 常吃这些药的孩子，牙齿可能会变黄、变黑

小时候常吃四环素类药物，会使牙齿变黄、变黑。四环素类药物是包括土霉素在内的一大类药。现在让我们一起看一看这都是些什么药，使用时要注意什么吧！

（1）哪些药物属于四环素类？如土霉素，就是一种四环素类抗菌药，以前经常

用于痢疾等肠道疾病的治疗。此外，四环素家族还包括地美环素、多西环素、美他环素、米诺环素、替加环素、金霉素、四环素等多个品种，这类药物因为分子基本结构由四个大环组成，所以统称为四环素类抗菌药物。

（2）四环素类抗菌药物有哪些作用？这类药物属于抗菌谱较为广泛的抑菌剂，对链球菌、肠球菌、立克次体、支原体、衣原体、布鲁菌等多种病原菌都有效。以往常用土霉素、四环素治疗痢疾和沙眼，但因为容易耐药并导致"四环素牙"，现在这2种药已很少在临床上使用。金霉素目前多制成眼膏或软膏，用于细菌性结膜炎、眼睑炎等眼部疾病或脓疱疮等化脓性皮肤病。多西环素、米诺环素、替加环素等，目前则多用于特殊病原体及耐药细菌的感染。

（3）四环素类抗菌药物是如何把牙齿变黄、变黑的？儿童使用四环素类抗菌药后，药物会结合到发育中的矿化期牙组织里，使牙齿永久性着色。起初牙色以黄色为主，随着年龄的增长以及病程的延长，可逐渐转为棕褐色或深灰色——这就是我们说的"四环素牙"。

一般来说，四环素牙的着色程度是前牙比后牙更明显，乳牙的着色比恒牙更明显，因为乳牙的牙釉质比较薄，无法遮盖牙本质和四环素结合物质的颜色。因此，对于牙齿还没发育完全的8岁以下儿童，应该避免使用四环素类抗菌药物。

（4）孕妇和哺乳期妇女能不能用四环素类抗菌药？孕妇使用四环素类抗菌药物后，药物透过胎盘屏障进入到胎儿体内，沉积在牙齿和骨钙质区内，引起胎儿牙齿变色和牙釉质再生不良，甚至抑制胎儿骨骼生长。因此，孕妇不宜使用四环素类抗菌药物。另外四环素类抗菌药物能从乳汁中分泌，哺乳期妇女若服用则应该暂停哺乳，否则可能影响婴幼儿牙组织生长，出现"四环素牙"。

（5）"四环素牙"的防治。①妊娠期、哺乳期妇女及8岁以下儿童禁用四环素类抗菌药物，以防出现"四环素牙"。②一般浅染色的"四环素牙"无须特殊治疗。③中度染色无釉质缺损的牙齿，可用漂白脱色法改善牙颜色。④重度染色或釉质严重缺损的"四环素牙"可通过脱色、复合树脂或瓷贴面、烤瓷面或冠修复等方法处理。

（6）使用此类药物注意事项。①建议在医生或药师指导下购买和使用四环素类抗菌药物。②采用站立或坐立方式服用这类药物（口服剂型），避免卧床服药，以免药物滞留食管。③避免与制酸药（如碳酸氢钠、氢铝、氢钙）合用，否则这类药物（口服剂型）吸收减少，活性降低。④长期使用四环素类抗菌药物可能引起维生素缺乏、菌群失调，请遵医嘱使用。⑤用药前检查药品有效期，平时将药物置于遮光、密封、干燥、儿童不能触及的地方保存。

【参考文献】

[1] 陈新谦，金有豫，汤光. 新编药物学 [M]. 18 版. 北京：人民卫生出版社，2019：79-83.

[2] 汪复，张婴元，等. 实用抗感染药物治疗学 [M]. 2 版. 北京：人民卫生出版社，2013：339-342.

[3] 王浩华. 牙齿美白临床诊疗手册 [M]. 长春：吉林大学出版社，2021：115-124.

[4] Vennila V，Madhu V，Rajesh R，et al. Tetracycline-induced discoloration of deciduous teeth：case series[J]. Int Oral Health，2014（6）：115.

[5] Cohlan SQ，Bevelander G，Tiamsic T. Growth Inhibition of Prematures Receiving Tetracycline[J]. Am Dis Child，1963（105）：453.

[6] 四环素药品说明书.

24. 如何防治结膜炎？

当天气越来越热的时候，结膜炎（俗称"红眼病"）也进入了高发期，身边的亲戚朋友都有可能在不经意间感染结膜炎。看着身边亲人红着眼、流着泪，又因害怕见人而不敢接近别人该如何是好？让我们一起来认识什么是结膜炎，为何大家称其为"红眼病"，以及对结膜炎有什么好的预防和治疗方法。

（1）结膜炎的临床表现和分类。结膜炎是一种很常见的眼科疾病，临床上主要表现是眼部充血红肿、灼热刺痛、分泌物多以及有异物感和畏光流泪等。结膜炎可分为两大类：感染性结膜炎和非感染性结膜炎。感染性结膜炎多为细菌或病毒等病原微生物引发，也存在混合感染的情况；非感染性结膜炎又可以分为过敏性结膜炎和非过敏性结膜炎两种。

正常情况下，眼结膜对外界微生物具有一定防御能力，但当人体免疫力下降时，眼结膜防御能力就会下降，这时眼睛就更容易受外界细菌和病毒侵袭，使眼结膜组织发生炎症，进而导致结膜炎的发生。若治疗不及时或方法不恰当，可能导致病菌侵入深层引发进一步的感染，如角膜溃疡等，最终出现永久性视觉功能障碍，对患者造成较大损害。

（2）传播途径。通常人们所说的急性结膜炎多数为感染性结膜炎（包括病毒性感染和细菌性感染），其临床症状相似，夏秋季发病率较高，且具有很强的传染性。其主要的传播途径是接触传播，健康者与患者亲密地进行身体接触，比如拥抱、握手、亲吻等，容易因接触到患者眼部的分泌物而被感染。接触患者的洗脸用具、毛巾、脸盆等生活用品，也容易因接触到患者眼部分泌物而造成感染。

还有公共场所传播，如患者在患病或未治愈的情况下，到游泳池等人群集聚的场所，病原体会通过水或其他途径进入他人的眼睛，导致"红眼病"发生。而"看一眼"患者就会"眼红"的说法是不科学的。大家需要做的是与急性结膜炎患者保持一定距离，注意个人卫生，在夏秋季等本病高发季节尽量少去人群密集的场所。

儿童是急性结膜炎的多发群体，易被金黄色葡萄球菌和肠道病毒70型等病原微生物感染，又因儿童的特殊性，如发现孩子患了结膜炎，应该暂停去学校上课，并居家隔离治疗，避免聚集性发病。

（3）诊断和治疗。患者需在医院进行结膜细胞学检查或细菌学检查，以确定结膜炎的类型。感染性结膜炎和非感染性结膜炎有两种不同的用药治疗方案。

感染性结膜炎主要是由细菌及病毒引起，表现为剧烈异物感、眼红、眼刺痛、畏光、流泪等刺激症状，双眼先后或同时患病。在实际治疗过程中，药物是主要治疗手段，细菌性结膜炎可以用妥布霉素滴眼液、左氧氟沙星滴眼液等抗菌药物进行治疗。对混合病毒感染的结膜炎除了用以上药物，还可联合使用阿昔洛韦滴眼液、更昔洛韦眼用凝胶或者重组人干扰素 α1b 滴眼液等抗病毒眼药水。对于儿童用药，因左氧氟沙星滴眼液为喹诺酮类抗菌药，所以更推荐使用效果更好、安全性更高的妥布霉素滴眼液进行治疗。

非感染性结膜炎以过敏性结膜炎为主，主要是由外界过敏原刺激眼部组织引起超敏反应所致。过敏性结膜炎的典型症状为眼红充血、眼部瘙痒、有异物感并且多为单侧发病。速康宁滴眼液对非感染性结膜炎有较好疗效，其主要成分为硫酸庆大霉素和地塞米松磷酸钠，具有抗菌、消炎、散血等作用，常用于充血性结膜炎及术后结膜充血等，但因含糖皮质激素，故使用本药物治疗的时间不宜过长，建议不超过 1 周，并且使用过程中要密切注意眼压的变化。治疗过敏性结膜炎的常用药物还有依美斯丁滴眼液、色甘酸钠滴眼液和奥洛他定滴眼液等。非过敏性结膜炎主要表现为干眼症，通常使用玻璃酸钠滴眼液和聚乙二醇滴眼液进行治疗。

（4）预防。①注意饮食，控制环境以避免接触过敏原。②佩戴普通框架眼镜替代角膜接触镜。③注意手卫生，养成勤洗手的习惯，不与他人共用毛巾及脸盆等个人生活用品。

【参考文献】

[1] 上海市突发急性眼部疾病公共卫生应急防控和管理专家组，朱剑锋，林森林. 感染性结膜炎临床眼科防控专家共识 [J]. 上海医药，2021，42（2）：3-8.

[2] 陈健华，刘中，梁丹丹. 妥布霉素滴眼液与氧氟沙星滴眼液治疗儿童急性结膜炎的临床比较研究 [J]. 中国现代药物应用，2019，13（3）：80-81.

[3] 潘玉. 硼酸溶液联合庆大霉素点眼治疗小儿急性结膜炎的临床效果 [J]. 妇儿健康导刊，2023，2（6）：62-64.

[4] 雷宇，秦银燕，何成章，等. 速康宁滴眼液和速康宁滴鼻液的生物检查方法适用性研究 [J]. 广西医学，2023，45（5）：553-560.

[5] 中华医学会眼科学分会角膜病学组.我国过敏性结膜炎诊断和治疗专家共识（2018年）[J].中华眼科杂志，2018，54（6）：409-414.

25. 近视了，能用点眼药的方式控制一下吗?

当前全球近视眼的患病率呈快速增长趋势，预计至 2050 年，全球将有 47.58 亿近视人口，占总人口 49.8%。中华人民共和国国家卫生健康委员会公布，2020 年中国儿童青少年近视患病率为 52.7%，其中小学生为 35.6%，初中生为 71.1%，高中生为 80.5%。近视呈现低龄化、高度化及患病率持续升高的趋势，病理性近视患病率也显著增高，这种近视可因脉络膜新生血管及视网膜变性、裂孔和脱离等眼底改变，造成不可逆视觉损害，严重者可致盲，给个人、家庭和社会带来沉重负担。因此，预防近视发生、延缓近视进展、防止病理性近视刻不容缓。

（1）孩子近视了该怎么办，能不能点药治疗，有什么药可以控制近视发展？有这样的药，叫作阿托品，但应使用低浓度阿托品（$C_{17}H_{23}NO_3$），且需规范合理地由专业眼科医生决定是否使用、如何使用，并需严格监控与随访。家长千万不要盲目自行购买并使用药物。

（2）阿托品是什么药？阿托品是竞争性毒蕈碱型受体（M- 受体）阻断剂。随药物浓度增加，可依次出现抑制腺体分泌、瞳孔散大、心率加快、调节麻痹、胃肠道及膀胱平滑肌抑制等，大剂量可导致中枢症状。其在眼科领域的应用主要是通过解除平滑肌痉挛，达到散大瞳孔、调节麻痹的作用。当您带小朋友去医院验光的时候，医生可能会提出要先散瞳，而阿托品就是经常被用到的一种散瞳药。

（3）阿托品真能控制近视发展？早在 20 世纪 70 年代，即有关于阿托品滴眼液在近视防控中应用的报道。到目前为止，阿托品滴眼液仍是唯一经循证医学验证能有效延缓近视进展的药物。多数研究认为，阿托品可能不是通过调节机制，而是由视网膜、脉络膜上 M 1 和 M 4 受体介导的非调节机制，直接或者间接作用于巩膜，抑制巩膜的变薄和延伸，进而抑制眼轴的增长而控制近视进展。

（4）阿托品滴眼液有多种浓度，其作用是否有区别？阿托品滴眼液控制近视效果呈浓度依赖性，高浓度阿托品滴眼液对近视的控制效果可达 60% ~ 96%，但高浓度阿托品滴眼液存在严重畏光、近视力下降等不良反应，以及停药后的反弹效应。目前关于不同浓度阿托品滴眼液对近视防控的作用，仍在研究中，包括 0.01%、0.02%、0.025%、0.05% 等浓度。

阿托品滴眼液防控近视的效果还受到其他因素影响，如年龄、近视进展速度等。如对 0.01% 浓度应答不良的部分儿童，可以考虑选择较高浓度（如 0.02%）来达到同样的近视防控效果，但浓度并不是越高越好。

（5）阿托品滴眼液的适用年龄范围。4 岁至青春期（一般指 14 ~ 17 岁和 18 ~ 25 岁两个年龄段）的近视人群，伴或不伴散光。目前文献报道，使用人群年龄为 4 ~ 16 岁，对小于 6 岁的儿童，用药时需有更加严格的监控和随访。18 岁以后的青少年，如近视仍进展较快或用眼负荷仍较大，可考虑适当延长用药时间。

（6）阿托品滴眼液是否安全。阿托品的不良反应呈浓度依赖性，其高浓度眼用制剂（如 1% 眼用凝胶、1% 滴眼液）可产生面部潮红、口干和皮肤干燥、眼睑皮肤红肿或脱屑、心跳加快或心律不齐、发烧、腹胀、便秘等全身不良反应。随浓度下降，阿托品滴眼液的全身反应显著降低。在眼部不良反应研究中，应用 0.01%、0.1%、0.5% 等浓度滴眼液均未出现视网膜功能受损现象（电生理检查）。

迄今为止，在 0.01% 阿托品滴眼液防控近视进展的研究中，尚未发现与药物使用相关的严重全身不良反应；眼部不良反应症状轻微、发生率较低，并且会随用药时间延长逐渐产生耐受，0.01% 阿托品滴眼液应用后可能出现的不良反应有过敏反应、刺激性反应、瞳孔散大、畏光反应、眼压升高和调节近视的能力下降。

（7）使用阿托品的禁忌证。对莨菪碱成分过敏、患青光眼或有青光眼倾向（浅前房和房角狭窄等）、颅脑外伤、心脏病（特别是心律失常、充血性心力衰竭、冠心病、二尖瓣狭窄）等人群禁用。调节力低下、低色素者（如白化病）应慎用，部分伴有畏光症状的眼病（如角膜炎）可待痊愈后使用。

（8）近视与视力好坏的关系和区别。1611年开普勒提出近视眼成像于视网膜之前，是人眼对于长时间近距离作业的适应性反应，为正确解释近视眼光学原理与成因的第一人。20世纪70年代末开始的大量研究表明，人视觉发育是有规律性的，遗传因素虽然重要，但环境与行为因素也有决定性影响。学生近视是长时间课业负担过重、视近作业、压力过大、思虑过多、睡眠和运动不足以及营养失衡等因素，造成眼轴特别是玻璃体腔过度增长所致。

视力指的是眼睛识别物体形状和位置的能力。根据现代社会大卫生观与现代流行病学理论，健康的环境包括自然环境、社会环境以及健全的近视防治与视力保护体系，这是学生健康成长的必要保障。二者的关系就是做好了预防近视的工作，才能更好地保护好视力。

温馨提示 ①目前循证医学证据支持低浓度阿托品滴眼液在近视防控中的应用。②低浓度阿托品滴眼液对不同个体的控制效果可能不同。③低浓度阿托品滴眼液的应用是为了延缓近视进展，与视力改善无关。④用药需要规范、持续，遵照医嘱，定期随访。⑤用药过程中可能发生不同程度的不良反应，如刺激性反应、看近不清晰、畏光、过敏反应等，如遇到问题需要及时就医。⑥用药过程中，仍然需要进行屈光矫正，注意保持良好的用眼习惯，如减少近距离用眼的强度和时间、增加户外活动时间、改善坐姿和环境照明等。

【参考文献】

[1] 中华医学会眼科学分会眼视光学组，中国医师协会眼科医师分会眼视光专业委员会. 低浓度阿托品滴眼液在儿童青少年近视防控中的应用专家共识（2022）[J]. 中华眼视光学与视觉科学杂志，2022，24（6）：401-409.

[2] 赵兵新，张傲帆，崔璨，等. 0.005%阿托品滴眼液控制低度近视儿童近视进展的安全性及有效性 [J]. 国际眼科杂志，2022，22（3）：388-393.

[3] 郑荣领，金秀英，李淑珍. 世界眼科近视防治史与视力保护发展历程 [J]. 中国学校卫生，2014，35（2）：309-314.

[4] 童梅玲，张佩斌，叶益宁. 亮眼睛 好视力 一本解答儿童视力问题的书 [M]. 南京：东南大学出版社，2004：26.

26. 适用于烧伤和烫伤的磺胺嘧啶银霜

倒开水一个不小心没拿稳，手被烫到了！厨房里正在煮东西，小朋友好奇把手伸了过去，被烫到了！冬天太冷了，热水袋正装着热水突然破了，热水流出来，被烫到了！日常生活中我们遇到这种事要怎么办呢？

（1）烧伤的严重程度分级。烧伤通常分为三度：Ⅰ度烧伤只损伤表皮，局部轻度红肿、无水疱、疼痛明显；Ⅱ度烧伤是真皮损伤，出现大小不等的水疱；Ⅲ度烧伤是脂肪、肌肉甚至骨骼都有损伤，并呈灰色或红褐色的皮肤焦痂。

（2）被烧伤或烫伤后怎么办。在被烧伤或烫伤后，要牢记五字口诀：冲、脱、泡、盖、送。①将患处在干净的流动水下冲洗 30 分钟，可迅速降温，促进血管收缩，减少水疱，降低皮肤的进一步损伤。②在降温后小心除去覆盖在伤口的衣物，避免衣物粘连伤口，否则容易增加感染风险，同时也不利于后续处理治疗。③冷水浸泡 30 分钟以上能有效缓解疼痛，如果孩子年龄比较小，烫伤面积比较大，还需要注意观察孩子的体温。④除Ⅰ度烧伤外，通常会产生创口，应及时用纱布或者干净的无纺布包扎，注意包扎不能过紧，通常覆盖即可，如果有水疱，为避免伤口感染，千万不要自己随便挑破。⑤严重烧烫伤在紧急处理后要及时送医治疗，送医过程中注意不要磕碰伤口。

（3）磺胺嘧啶银霜有什么作用？磺胺嘧啶银霜适用于Ⅱ度至Ⅲ度烧伤，对轻中度、小面积的烧烫伤有显著的疗效。磺胺嘧啶银霜具有磺胺嘧啶和银盐的双重作用，能在创面释放出磺胺嘧啶和银离子，从而发挥治疗作用。其中磺胺嘧啶是磺胺类抗感染药物，具有很强的抗菌活性，对多数革兰氏阳性和革兰氏阴性菌均有抗菌活性，而银离子具有收敛作用，对烧烫伤创面的刺激性小，能预防创面感染，控制创面感染程度，促进创面干燥、结痂和早日愈合。除此之外，它除了用于烧烫伤的预防和控制感染外，对于褥疮、冻疮的创面感染也有显著疗效。

（4）磺胺嘧啶银霜怎么使用？用法很简单，在常规处理后可将磺胺嘧啶银霜涂抹至创面部位，涂抹厚度保证在 1.5 ～ 2.0mm，并用无菌纱布对其进行固定，每天换药 1 次；若在 24 小时内创面出现渗液、渗透等情况，应及时更换敷料。

（5）注意事项。使用时需注意：①涂药后，药物遇光会逐渐变为深棕色至黑色，这个是正常现象，不用担心。②使用过程中可能会出现局部刺激性反应，引起瘙痒或皮肤刺激。③磺胺嘧啶银仅供局部使用。④避免将其与眼睛接触。

（6）慎用或禁用人群。①对磺胺类药物过敏者禁用。②新生儿禁用。③过敏体质者慎用。④妊娠期、哺乳期妇女慎用。⑤肝肾功能减退者慎用。⑥葡萄糖 –6– 磷酸脱氢酶缺乏者使用磺胺嘧啶银霜有可能发生溶血，所以也应该慎用。

【参考文献】

[1] 陈孝平，汪建平，赵继宗 . 外科学 [M]. 北京：人民卫生出版社，2018.

[2] 王慧，范卢明，刘文军，等 . 2016 年《ISBI 烧伤处理实践指南》解读 [J]. 护理研究，2019，33（05）：729–733.

[3] 孙林利，陈丽娟，程雨虹，等 . 2018 年《ISBI 烧伤处理实践指南（第 2 部分）》解读 [J]. 护理研究，2020，34（08）：1305–1310.

[4] 郭琳瑛，邱林，郑成中，等 . 儿童烧伤预防和现场救治专家共识 [J]. 中国当代儿科杂志，2021，23（12）：1191–1199.

[5] 陈煜 . 磺胺嘧啶银的研究进展 [J]. 中国现代药物应用，2013，7（23）：224–225.

[6] 简繁，赵守和，马森 . 磺胺嘧啶银乳膏治疗烧伤创面的临床疗效观察 [J]. 中国处方药，2022，20（02）：82–83.

[7] 李文献 . 磺胺嘧啶银治疗烧伤创面疗效观察 [J]. 北方药学，2014，11（01）：21.

[8] 王晓波，袭荣刚，李彦秋，等 . 烧烫伤药物应用概况 [J]. 解放军药学学报，2012，28（06）：549–550，557.

[9] 张冬菊. 磺胺嘧啶银敷料在小儿浅Ⅱ度烫伤护理中的应用 [J]. 临床医药文献电子杂志，2020，7（58）：104-105.

[10] 黄卫虎. 磺胺嘧啶银治疗烧伤感染创面的临床疗效 [J]. 临床合理用药杂志，2015，8（27）：106-107.

[11] 朱海兰. 白蛋白联合磺胺嘧啶银乳膏治疗压疮的临床研究 [J]. 中国医药导报，2015，12（30）：113-115.

[12]《抗菌药物临床应用指导原则》修订工作组. 抗菌药物临床应用指导原则 [M]. 北京：人民卫生出版社，2015.

27. 发热患者如何科学地用药？

当发热来袭，很多时候都是来势汹汹、反复无常，让人难以从容地应对。人们往往就会有这样的心理：总希望能多用药让这些症状快一点消失！这样不但没有减轻症状，还会增加药物的毒副作用。那么，让药师来指导你如何正确使用退热药。

（1）正常体温和发热。 先让我们来认识一下体温。健康人体温相对恒定（表6），发热时体温升高，表7显示了发热患者的腋温范围。

表6　　体温的正常值

健康人	口腔温度	直肠或肛门温度	腋窝温度
成人	36.3℃～37.2℃	36.5℃～37.7℃	36.0℃～37.0℃
儿童	36.2℃～37.3℃	36.5℃～37.5℃	35.9℃～37.2℃

（2）为什么人体会发热？ 发热是人体的保护性反应：①有利，当体温升高时，体内的吞噬细胞会做出反应，抗体会增多，有利于炎症的修复。②有弊，发热会造成人体消耗，严重的话还会对人体机能造成损害，如体温过高会引起心内膜炎或心肌炎、颅脑神经损坏等。

表7 发热患者腋温范围

低热	中等度热	高热	超高热
37.5℃～38.0℃	38.1℃～38.9℃	39.0℃～40.9℃	≥41.0℃

（3）发热的原因。大致可以分为以下几种：①感染性发热，以病毒和细菌感染最为常见。②非感染性发热，如风湿免疫病（如系统性红斑狼疮等）、肿瘤、下丘脑体温中枢受累（如颅脑损伤）、产热及散热障碍（如甲状腺功能亢进）等。③药物热、疫苗接种后不良反应、暑热症等。

（4）怎样选用退热药？退热药到底怎么用？烧到多少度才能用药物退热？现在重点针对儿童如何使用退热药来说个究竟。

目前多个国家及WHO推荐用于儿童的退热药有对乙酰氨基酚、布洛芬。根据我国2016版《中国0至5岁儿童病因不明急性发热诊断和处理若干问题循证指南》推荐：对于≥2月龄，肛温≥39.0℃（口温38.5℃，腋温38.2℃），或因发热出现了不舒适和情绪低落的发热儿童，推荐口服对乙酰氨基酚。按体重计算，剂量为每次10～15 mg/kg，2次用药的最短间隔时间为6小时。≥6月龄儿童，推荐使用对乙酰氨基酚或布洛芬。按体重计算，布洛芬口服剂型的每次剂量为5～10 mg/kg，2次用药最短间隔6～8小时，每日用药不得超过4次。布洛芬与对乙酰氨基酚的退热效果和安全性相似。

（5）注意事项。不推荐在没有医师指导下，自行联合或交替使用对乙酰氨基酚和布洛芬用于儿童退热。≤2月龄儿童发热，禁止自行使用退热药，应及时就医。同时，复方感冒药中的成分较为复杂，儿童还应谨慎使用。

下面选取3类最常用的退热药详细说明：①水杨酸类，为临床应用最早的退热药，如阿司匹林。口服后吸收迅速而完全，退热作用较强，能降低发热者的体温，对正常体温几乎无影响。绝对不可以给18岁以下的儿童使用阿司匹林。因儿童病毒性感染所致发热，使用阿司匹林退热可能引起Rey's综合征（这是以急性脑病合并肝脂肪变性为特点的综合征，为流感病毒感染时一种严重并发症，常见于2～16岁儿童），应避免使用。②乙酰苯胺类，如乙酰氨基酚（又叫扑热息痛），为退热首选药，退热作用强，缓和而持久，对胃肠道刺激小。正常剂量下较为安全有效，尤其适宜于老年人和儿童服用。③芳基丙酸类。如布洛芬，退热效果和安全性与乙酰氨基酚相似，作用较阿司匹林更持久，对胃肠的刺激性较这两类更低。

（6）妊娠期妇女能否用退热药？多项研究表明，孕期高热 38.5℃以上并持续 1周以上者，胎儿有致畸风险，但权衡利弊，适当使用退热药或降温可以减少母体发热给胎儿带来的负面影响。孕妇在用药前首先要明确自己的妊娠周期，妊娠 5 ~ 10 周是胎儿各处器官高度分化、迅速发育的阶段，对药物高度敏感，这个时期孕妇用药要特别谨慎。妊娠中、晚期，药物对胎儿致畸的敏感性降低，但仍有一定风险。

孕期发热首选对乙酰氨基酚，但因对乙酰氨基酚可通过胎盘屏障，用药时应严格控制用药剂量及间隔时间，避免通过胎盘屏障的药物成分含量过高。阿司匹林用于退热，可能会影响孕产妇的止血机制，导致出血风险增加并有致畸风险，不推荐妊娠期妇女使用。布洛芬用于晚期妊娠可使胎儿动脉导管过早闭锁，引起胎儿肺动脉高压，所以妊娠晚期禁用。

（7）哪些患者应慎用退热药？阿司匹林、对乙酰氨基酚、布洛芬可抑制环氧酶，从而减少前列腺素的合成，患有胃溃疡、严重肝损害、低凝血酶原血症、维生素 K缺乏症、血友病、哮喘、鼻息肉、慢性荨麻疹等疾病的患者，应在医师指导下使用此类药物。

使用退热药要严格掌握用药剂量，不宜同时服用 2 种以上的退热药或同服含相同成分的复方制剂，避免滥用，以免引起肝、肾和胃肠道的损害。为避免药物对胃肠道的刺激，退热药宜在餐后服或与食物同服，不宜与含有酒精的食物同用。

温馨提示　发热时应该：①多喝水及果汁。②对高热者可用凉毛巾冷敷四肢、胸背、头颈部，以帮助退热。③发热期间宜多休息，在夏季注意调节室温，保证充分睡眠。

【参考文献】

[1] 申昆玲，朱宗涵，万朝敏，等．解热镇痛药在儿童发热对症治疗中的合理用药专家共识 [J]．中华实用儿科临床杂志，2020（03）：161-169.

[2] 罗双红，舒敏，温杨，等．中国 0 至 5 岁儿童病因不明急性发热诊断和处理若干问题循证指南（标准版）[J]．中国循证儿科杂志，2016，11（02）：81-96.

[3] 罗双红，温杨，朱渝，等．中国 0 至 5 岁儿童病因不明急性发热诊断和处理若干问题循证指南：病因、实验室检查和治疗部分解读 [J]．中国循证儿科杂志，2016，11（04）：295-302.

[4] 婴儿及儿童发热的病理生理学和治疗 [DB/OL]．UpToDate 临床顾问.

[5] 患者教育：儿童发热（基础篇）[DB/OL]．UpToDate 临床顾问.

[6] 成人发热的病理生理学和治疗 [DB/OL]．UpToDate 临床顾问.

[7] 患者教育：成人发热应何时加以关注（基础篇）[DB/OL]．UpToDate 临床顾问.

[8] 谷彤彤，张航，程楚豪，等．布洛芬与对乙酰氨基酚的药品不良反应对比分析 [J]．中国医院用药评价与分析，2022，22（09）：1145-1148，1152.

[9] 彭育旋，林乌甜．解热镇痛药的合理应用和不良反应分析 [J]．深圳中西医结合杂志，2020，30（24）：193-194.

[10] 张婧怡，冯玲．孕期发热与不良妊娠结局 [J]．中国实用妇科与产科杂志，2020，36（05）：424-428.

28. 扭伤的肢体"肿"了，需要用抗菌药吗？

扭伤是指四肢关节或躯体部位的软组织（包括肌肉、肌腱、韧带等）损伤，而无皮肉破损、骨折、脱臼等，主要表现为损伤部位疼痛、肿胀和关节活动受限。这种情况需要用抗菌药吗？

（1）抗菌药＝消炎药？"扭伤"也可以用？抗菌药并不等同于消炎药。简单地说抗菌药是微生物生长繁殖过程中产生的或人工合成的物质，能抑制细菌生长繁殖或把细菌杀掉。抗菌药品种繁多，老百姓一般习惯将抗菌药说成消炎药，但从严格意义上讲，消炎药和抗菌药是不同的两类药物。扭伤是软组织损伤、毛细血管破裂渗出导致肿胀。这种肿胀没有任何细菌的参与，使用抗菌药是无任何作用的，反而易引起药品的不良反应，增加细菌耐药性。

（2）"肿"了这样办。①立即停止活动、抬高伤肢：伤后尽可能不要活动，以免加重出血；抬高伤肢可以降低血液压力，减少出血和渗出。较严重的扭伤要到医院固定。②早期冷敷：扭伤的 24 小时内，可用毛巾包裹冰袋或用冰镇矿泉水冰敷扭伤位置，但要注意防止冻伤。这个时期属扭伤急性期，扭伤处仍有渗出，冷敷能降低局部肿胀并缓解疼痛。③热敷和活血药物（酒精、红花油、药膏等具有活血祛瘀成分的药物）应在受伤 24 小时后使用，此时出血停止，属于扭伤吸收期，热敷等能促进血液循环，加快瘀血吸收，血流带来的营养物质也有利于损伤组织修复。④一般扭伤后3 ~ 5 天肿胀可明显消退，应适当活动。

【参考文献】

[1] 刘绍峰，江婷婷，满艳 . 大学生对使用抗生素几点错误认识及预防措施 [J]. 实用全科医学，2004，2（6）：507.

[2] 赵津 . 不要滥用抗生素 [J]. 开卷有益（求医问药），2017（5）：9-10.

29. 再说抗菌药≠消炎药，请勿滥用

在日常生活中，不少人把抗菌药物（如阿莫西林和头孢类）称为"消炎药"，这其实是一个很大的误区。比如，一旦感冒了头痛脑热，就习惯性地说一句，"吃点消炎药（抗菌药物）吧，很快就好了"；或者是嗓子痛了，就会想到去药店买点"××西林""头孢××"或"××霉素"，认为吃了这些"消炎药"，疾病就会很快痊愈，但抗菌药物真的就是消炎药吗？下面简单介绍抗菌药物和消炎药的区别，帮助大家掌握基础的药物知识，以确保可以正确服用抗菌药和消炎药。

（1）什么是消炎药？要了解消炎药，我们首先需要知道什么是炎症。炎症就是平时人们所说的"发炎"，是机体对于刺激的一种防御反应，临床表现为"红、肿、热、痛"。导致身体产生炎症反应的因素有很多，一般可以分为感染性炎症和非感染性炎症（即无菌性炎症）两大类。感染性炎症的致病因子包括细菌、真菌、病毒、寄生虫等，引起非感染性炎症的致病因子则包括物理因素（高温、低温、放射性物质及紫外线等）、化学因素（各类化学物质等）、异物刺激（粉尘等异物）以及引起过敏反应的过敏原或自身的组织损伤等。

消炎药，按字面意思可理解为用于消除或缓解炎症反应的药物，能通过药物作用，消除或者缓解由于炎症导致的疼痛、红肿、瘙痒等症状，比如感冒了发热头痛，或者关节炎、痛风发作时走不了路。一般医学上所说的消炎药主要包括甾体类抗炎药（即糖皮质激素，如地塞米松、可的松、氢化可的松）和非甾体抗炎药（即解热镇痛药，如布洛芬、阿司匹林、双氯芬酸、安乃近、对乙酰氨基酚、吲哚美辛）。可以说，它们是直接针对炎症的，用于对症处理炎性反应。消炎药主要用于非感染性炎症。例如，患过敏性鼻炎时，可以使用的消炎药有糖皮质激素，如布地奈德鼻喷雾剂等；患风湿性关节炎时，可以使用解热镇痛抗炎药，如布洛芬、塞来昔布等。

（2）什么是抗菌药？顾名思义，这是具有杀灭细菌或抑制细菌活性的一类药物，专门用于治疗细菌感染引起的疾病。常用的有阿莫西林及头孢类、磺胺类、喹诺酮类等药物。如果我们无法分清，可以看药名，有"头孢""西林""沙星"这些字样的，一般属于抗菌药物。我们也可以查看药品包装或说明书的适应证和药理作用，若其中注明可以用于治疗"××细菌感染"的疾病，或是说明有抗菌、抑菌作用，即是抗菌药物。

对于细菌感染所致的炎症，服用抗菌药物可以抑制或杀灭病菌，使炎症反应逐渐减轻及消失。但并不是所有的炎症都是由细菌感染所致，对于非细菌感染性炎症，如过敏性鼻炎，使用抗菌药物就没有效，抗菌药物本身对炎症反应也没有抑制作用。

正是由于人们在使用抗菌药的过程中，发现炎症也逐渐消失，所以就认为抗菌药等于消炎药。但事实上，抗菌药不是直接针对炎症来发挥作用，而是针对引起炎症的各类细菌，有的可以抑制病原菌的生长繁殖，有的则能杀灭病原菌，但抗菌药物并不等于消炎药。服用抗菌药物的前提是确诊有细菌感染，这就需要到医院经过医生的检查，所以，一定要听从医生的建议。另外需要注意的是，各种抗菌药物的药效学和人体药动学特点存在差异，不同的抗菌药物适用于不同的细菌感染，所以抗菌药物需要在医生或药师指导下服用，切勿自行服用。

在考虑"消炎"时，我们应该知道真正需要的是什么药物，而不要直接将炎症等同于细菌感染，随意使用抗菌药物。这不仅会造成一定的经济损失，还会延误病情，诱发不良反应，甚至可能导致细菌耐药。综上所述，抗菌药不能简单地等同于消炎药，二者并非同一概念，而且有着不同的应用范围。正确区分消炎药和抗菌药的作用，掌握其所对应的适应证，对每个人来说都非常重要。

【参考文献】

[1] 刘军. 应重视区分感染性炎症和无菌性炎症的异同 [J]. 中华急诊医学杂志，2022，31（1）：12-16.

[2] 黄维佳，周晓洲. "抗生素""抗菌药""消炎药"辨析 [J]. 中国科技术语，2014（3）：36-38.

[3] 国家卫生计生委办公厅，国家中医药管理局办公室，解放军总后勤部卫生部药品器材局. 抗菌药物临床应用指导原则（2015 年版）[S]. 2015-7-24.

30. 服用喹诺酮类抗菌药，要注意避免不良反应

提起抗菌药物，大家首先想到的可能是青霉素、阿莫西林等，而说到喹诺酮类药物，很多人可能会觉得陌生。那么接下来，就让药师带领大家来认识抗菌药物中的喹诺酮类药物吧。

（1）什么是喹诺酮类药物？与青霉素、阿莫西林等天然或半合成的抗生素不同，喹诺酮类药物是一类人工合成的抗菌药物，主要有吡哌酸、环丙沙星、左氧氟沙星、莫西沙星和加替沙星等。看到这里，细心的小伙伴就会发现这些药物多数带着"沙星"字样，没错，"××沙星"药物通常指的就是喹诺酮类药物。

（2）喹诺酮类药物可用于哪些感染？喹诺酮类药物抗菌谱广，临床应用非常广泛，可用于治疗敏感菌所致的泌尿生殖道感染、肠道感染、呼吸道感染、骨关节及皮肤软组织感染等各类感染。目前临床应用最广的是环丙沙星、左氧氟沙星和莫西沙星。

左氧氟沙星和莫西沙星在肺部的浓度较高，且对呼吸道常见致病菌有良好杀菌作用，故被称为"呼吸喹诺酮"，常用于社区获得性肺炎。

（3）喹诺酮类药物有哪些不良反应？①可影响软骨发育，造成低龄动物关节病变。孕妇、哺乳期妇女、18岁以下人群应尽量避免使用。②可能导致肌腱病和肌腱断裂。用药期间应避免剧烈体力活动，若发生肌腱疼痛、肿胀等反应，应立即停药并就诊。③可诱发心电图改变，部分服用者可伴心律失常。心脏异常的患者应谨慎使用。④可发生结晶尿。用药期间应多饮水，以避免尿液高度浓缩及结晶形成。⑤可发生中、重度光敏反应。服药期间应避免暴露在阳光或紫外线照射之下，可使用防晒霜、穿戴遮光衣物预防。⑥可有头昏、头痛、嗜睡或失眠等中枢神经系统反应，可诱发癫痫，故有癫痫史患者或其他中枢神经系统疾病患者应避免使用，服药期间也应避免开车及高空作业。⑦可有味觉异常、腹部不适、腹泻、恶心或呕吐等胃肠道反应，较常见但多数较轻微。⑧可出现皮肤感觉异常、感觉迟钝、触物痛感和衰弱等周围神经病变。如服药期间出现疼痛、烧灼感、麻刺感、麻木及无力，或其他

异常感觉，包括轻触觉、痛觉、温觉、位置觉和振动觉变化，应立即停药。⑨其他：过敏反应，大剂量或长期使用可能导致肝肾损害，故过敏体质、老年患者、肝肾功能不全患者应谨慎用药或减量使用。

（4）喹诺酮类药物应避免与哪些药物合用？①氨茶碱：喹诺酮类药物与氨茶碱合用可增强氨茶碱的作用，应在医师指导下使用。②含金属离子的产品：含铝、镁、铁、钙、锌的药物（如抗酸剂、硫糖铝、复合维生素等），乳制品（牛奶）或富含钙的果汁可影响口服喹诺酮类药物的吸收，建议避免合用。不能避免时应调整喹诺酮类药物的给药时间，如：服用这些产品，前后至少间隔2小时再服用左氧氟沙星；服用这些产品，至少4小时前或8小时后服用莫西沙星；服用这些产品，至少2小时前或6小时后服用环丙沙星。③非甾体抗炎药：喹诺酮类药物和非甾体抗炎药（如布洛芬、双氯芬酸等）合用，可增加失眠及诱发癫痫的风险，应避免合用。④抗心律失常药：喹诺酮类药物与抗心律失常药（如奎尼丁、胺碘酮）联用，可致心律失常，应避免联用。⑤咖啡因：喹诺酮类药物可增强咖啡因的作用，使患者出现头痛、焦虑、失眠等现象，故服药期间应避免饮茶和咖啡。

温馨提示 本类药物为处方药，需在医生指导下使用。总之，谨遵医嘱，谨慎用药，若出现不良反应请及时就医。

【参考文献】

[1] 赵晓东，吕传柱，于学忠，等．喹诺酮类抗菌药物急诊临床应用指导意见 [J]．中国急救医学，2020，40（11）：1047-1056．

[2] 中华医学会呼吸病学分会感染学组．合理应用喹诺酮类抗菌药物治疗下呼吸道感染专家共识 [J]．中华结核和呼吸杂志，2009（09）：646-654．

[3] 专家共识编写组，张婴元，汪复．喹诺酮类抗菌药在感染病治疗中的适应证及其合理应用：专家共识 [J]．中国感染与化疗杂志，2009，9（02）：81-88．

[4] 国家药典委员会．中华人民共和国药典临床用药须知 [M]．北京：中国医药科技出版社，2015．

[5] 盐酸莫西沙星片药品说明书．

[6] 左氧氟沙星氯化钠注射液药品说明书．

[7] 盐酸环丙沙星片药品说明书．

31. 阿奇霉素真要"吃三停四"吗？

阿奇霉素"吃三停四"的观点广泛流传。什么是"吃三停四"？即500mg阿奇霉素，每日1次，连续吃3日，然后停4日，必要时再启动第2个疗程。

说明书是用药的依据。那我们先来看下药品说明书怎么说？阿奇霉素说明书规定，对于常见感染性疾病，总剂量1500mg，每日1次服用本品500mg，共3日；或总剂量相同，首日服用500mg，第2至5日250mg。这里提及3日疗程或5日疗程，并未提及间隔时间。那"吃三停四"的用法，到底对不对呢？

（1）什么情况下要用阿奇霉素？阿奇霉素对革兰氏阳性菌（金黄色葡萄球菌、A组溶血性链球菌、肺炎链球菌等）、革兰氏阴性菌（流感嗜血杆菌、卡他莫拉菌等）、非典型微生物（肺炎衣原体、肺炎支原体等）等有较好的抗菌活性。

阿奇霉素适用于上述敏感细菌所引起的下列感染：鼻窦炎、咽炎、扁桃体炎等上呼吸道感染，支气管炎、肺炎等下呼吸道感染，急性中耳炎，皮肤和软组织感染等。需要注意的是阿奇霉素对上述细菌的抗菌活性不及β-内酰胺类抗生素，而且国内耐药率较高。因此阿奇霉素并非上述细菌感染的首选药物（除外肺炎衣原体和肺炎支原体引起的感染）。

（2）"吃三停四"的理论依据是什么？阿奇霉素为15元环的大环内酯类抗菌药物，半衰期长达68小时。因此服药3日或5日后，即使停用，阿奇霉素依然能在体内持续作用3～4日。此外，阿奇霉素有明显的抗生素后效应，即停用药物后，血药浓度低于最低抑菌浓度，而细菌仍在一定时间内处于被抑制状态，不能生长。因此，从药动学理论来讲，阿奇霉素用3日或5日停3～4日是有一定依据的。

（3）是否真的要"吃三停四"？"吃三停四"的观点最早来源于生产厂商的推广。

之后比较权威的来源则是《儿童肺炎支原体肺炎诊治专家共识》（2015 年版）的推荐，该共识指出对于轻症患者 3 日为 1 个疗程，重症可连用 5 ~ 7 日，4 日后可重复第 2 个疗程，也即"吃三停四"。但该共识并未给出该用法的出处。之后，国家卫健委发布的《儿童社区获得性肺炎诊疗规范》（2019 年版）弱化了该用法，指出对非典型病原体引起的肺炎，推荐首选阿奇霉素 10mg/（kg·d），轻症 3 日为 1 个疗程，重症可连用 5 ~ 7 日，2 ~ 3 日后可重复第 2 个疗程。即用药 3 日后可以停 2 ~ 3 日，而不是 4 日。该诊疗规范是由国家卫健委发布的诊疗规范，具有较高的权威性。此外，《中国成人社区获得性肺炎诊断和治疗指南》（2016 年版）进一步指出，对非典型病原体治疗反应较慢者疗程延长至 10 ~ 14 日。即可连续用 14 日，且未有提及要停药。除了抗菌作用之外，大环内酯类药物还具有抗炎、调节气道分泌、免疫调节、激素节省及抗病毒效应等其他方面的作用。因此，小剂量阿奇霉素可以长期维持治疗哮喘、慢性阻塞性肺疾病、支气管扩张和囊性纤维化等疾病。

综上，从说明书、诊疗规范、指南及共识可以看出，对于一般感染及儿童患者，阿奇霉素 3 ~ 5 日的短疗程即可；而对重症患者可用至 5 ~ 7 日，特殊情况可延长至 14 日。在启动下 1 个疗程要停药的间隔目前并没有明确，2 ~ 4 日均有人推荐。"吃三停四"的观点应逐步弱化。对慢性阻塞性肺疾病急性加重期、哮喘、支气管扩张、囊性纤维化等患者可小剂量长期使用阿奇霉素，而长期服用大环内酯类药物应注意QT 间期延长、听力减退、增加耐药性等不良反应风险。

【参考文献】

[1] 汪复，张婴元 . 实用抗感染治疗学 [M]. 北京：人民卫生出版社，2012.

[2] 李昌崇，尚云晓，沈叙庄，等 . 儿童社区获得性肺炎管理指南（2013 修订）[J]. 中华儿科杂志，2013，51（11）：856-862.

[3] 中华人民共和国国家卫生健康委员会，国家中医药管理局 . 儿童社区获得性肺炎诊疗规范（2019 年版）[DB/OL]. 2019-2-13.http：//www.satcm.gov.cn/hudongjiaoliu/

guanfangweixin/2019-02-13/9023.html.

[4] 陈志敏，尚云晓，赵顺英，等. 儿童肺炎支原体肺炎诊治专家共识（2015年版）[J].
中华实用儿科临床杂志，2015，30（17）：1304-1308.

[5] 赵晓东，吕传柱，于学忠，等. 大环内酯类抗菌药物急诊成人及儿童临床应用指导
意见[J]. 中国急救医学，2020，40（11）：1036-1046.

[6] 中华医学会呼吸病学分会. 中国成人社区获得性肺炎诊断和治疗指南（2016年版）
[J]. 中华结核和呼吸杂志，2016，39（4）：253-279.

[7] Polverino E, Goeminne PC, Mcdonnell MJ, et al. European Respiratory Society
guidelines for the management of adult bronchiectasis[J].European Respiratory Journal，
2017，50（3）：1700629.

32. 口干、发黏、烧灼感……详解"鹅口疮"

近年来，口腔念珠菌病（俗称"鹅口疮"）患者日趋增多，已成为常见口腔黏膜感染性疾病之一，而长期慢性口腔念珠菌感染有癌变风险，且可造成消化道念珠菌病或播散性念珠菌病的发生，因此我们要加以重视。什么是口腔念珠菌病？应该如何防治？下面药师来为你解答。

（1）什么是口腔念珠菌病？这是由念珠菌属感染引起的急性、亚急性或慢性口腔黏膜疾病。念珠菌属于酵母样真菌，为一种机会致病菌，念珠菌引起的感染为机会性感染。病原体侵入机体后能否致病，取决于其毒力、数量、入侵途径与机体的适应性、机体的抵抗能力及其他相关因素。

（2）临床症状？口腔念珠菌病的临床症状主要为口干、发黏、口腔黏膜烧灼感、味觉减退、疼痛等。临床体征：①口腔黏膜出现白色凝乳状假膜（假膜型）。②口腔黏膜发红（红斑型），舌背乳头萎缩，口角皲裂、湿白。③或有白色角化斑块及颗粒样或结节样增生（增殖型）。④或病变范围涉及口腔黏膜、皮肤及甲床等（慢性黏膜皮肤念珠菌病）。⑤病情严重者可波及扁桃体及咽部引起口咽部念珠菌病，少数严重病例可蔓延至食管和支气管，引起念珠菌食管炎或肺念珠菌病。

（3）哪些人容易感染口腔念珠菌？口腔念珠菌病主要见于"幼、老、病"人群，又称为"病人患的病"。各种原因所致皮肤黏膜屏障作用减弱，原发和继发免疫功能下降，长期滥用广谱抗生素造成体内菌群失调，以及内分泌紊乱等，均可成为宿主发病的易感因素。成年患者伴全身系统性疾病为易感因素中影响最大的，其中又以大手术后、糖尿病患者、头颈部放射治疗后、干燥综合征易感性较高。另外，本病还多见于婴幼儿及衰弱者、长期使用激素及免疫抑制剂者、HIV 感染者、免疫缺陷者等，如新生儿常见的鹅口疮。

（4）治疗。本病治疗原则为局部或全身抗真菌治疗，同时去除诱发因素，积极治疗基础疾病，必要时辅以支持治疗和调节机体免疫功能等。

局部抗真菌治疗：①2% ~ 4% 碳酸氢钠（小苏打）溶液：可抑制念珠菌生长繁殖，作为口腔念珠菌病的辅助治疗药物。②氯己定：有抗真菌作用。可选用 0.2% 溶液含漱或 1% 凝胶局部涂布。③制霉菌素：属多烯类抗生素，推荐作为不伴全身系统性因素的口腔念珠菌病一线治疗药物。局部可用 5 万 ~ 10 万 U/mL 药物的水混悬液涂布，每 2 ~ 3 小时 1 次。口含片剂为 50 万 U，每日 3 次，含化，疗程为 14 ~ 28 日。本品不良反应小，偶尔发生恶心、腹泻或食欲减退，局部使用口感较差。④咪康唑：为人工合成的广谱抗真菌药，局部使用如硝酸咪康唑贴片、凝胶或霜剂，疗程为 7 ~ 14 日。

全身抗真菌治疗：①氟康唑：为三唑类抗真菌药物，其抗菌谱较广，不良反应较小，推荐作为伴全身系统因素的非克柔念珠菌感染的口腔念珠菌病一线治疗药物。注意治疗过程中可发生轻度一过性血清氨基转移酶升高，偶可出现肝毒性。②伊曲康唑：为三唑类抗真菌药，抗菌谱广。可用于氟康唑耐药的口腔念珠菌感染，推荐作为伴全身系统性因素的口腔念珠菌病二线治疗药物。不良反应有轻度头痛、胃肠道症状、脱发等。

（5）预防口腔念珠菌病。维护好口腔健康，均衡饮食，避免过量及频繁食用甜食，每次进食后要清洁口腔，注意口腔卫生，积极治疗基础疾病。

特殊人群的预防措施：①戴可摘义齿者应注意义齿的清洁卫生，养成良好卫生与饮食习惯，餐后刷牙及清洁口腔。建议晚间休息时取下义齿并冲洗干净，浸泡于

2% ~ 4% 的碳酸氢钠溶液中。②对于婴幼儿，应注意避免产房交叉感染，母亲分娩时注意会阴、产道、接生人员双手及所有接生用具的消毒。此外，可经常用温水拭洗婴儿口腔，注意哺乳用具煮沸消毒并应保持干燥，产妇哺乳前可选用 2% ~ 4% 碳酸氢钠溶液清洗乳头，再用冷开水拭净。③长期使用抗生素及免疫抑制剂，或患慢性消耗性疾病者，均应警惕本病发生，常规应用 2% ~ 4% 碳酸氢钠含漱液每日进行口腔护理 3 ~ 4 次，尽可能延长含漱时间。不能自理的患者，可用棉签蘸取碳酸氢钠漱口液轻柔擦拭全口黏膜。④对于特殊高危人群，应开展口腔念珠菌病筛查，早发现、早治疗，以提高生活质量及预防侵袭性感染。

【参考文献】

[1] 医政医管局 . 国家卫生健康委办公厅关于印发口腔相关病种诊疗指南（2022 年版）的通知（国卫办医函〔2022〕339 号）[OL]. 中国政府网 . 2022-10-27.http：//www.nhc.gov.cn/yzygj/s7659/202210/a19e8d0e0c25475fbc8958ed670893c8.shtml.

[2] 闫志敏，华红 . 口腔念珠菌病的规范化诊断理念与防治策略 [J]. 中华口腔医学杂志，2022，57（7）：780-785.

33. 守住"宝藏"，积极防治缺铁性贫血

铁是生命体不可缺少的必需元素，血液中红细胞的重要"宝藏"之一。据世界卫生组织（WHO）估计，全球约 1/4 人口患贫血，而大多数贫血是由缺铁引起的。铁元素这么重要，怎么就丢了呢？接下来，让我们找一找铁这个"宝藏"，拯救缺铁性贫血。

（1）寻找线索——病因。①铁摄入不足：长期素食，或饮浓茶、浓咖啡，使用抗酸剂或质子泵抑制剂，幽门螺杆菌感染，萎缩性胃炎，小肠黏膜疾病，慢性腹泻等。②铁需求量增大：儿童，青少年，妊娠期、经期女性，促红细胞生成素治疗期等。③失血：妇科、消化系统、泌尿系统、呼吸系统等疾病导致大量失血。

（2）获得提示——症状。①面色苍白、乏力、头晕、头痛、心悸、气短以及眼花耳鸣等。②皮肤干燥或粗糙、口角炎、舌炎、匙状指等。③儿童表现为发育迟缓、体力下降、智力低下、注意力不集中、烦躁、易怒、偏食和异食癖等。

若有以上病因与症状，请及时就医进行详细检查，明确是否患有贫血。

（3）寻到"宝藏"——药物。如确诊为缺铁性贫血，可进行补铁治疗。作为药物的铁剂按应用途径分为口服铁剂和静脉铁剂，一般首选口服铁剂（表8）。

表 8　　铁剂的种类

药品分类	特点	代表药物	用药建议	不良反应
第一代	无机盐二价铁，含铁量较高，价格便宜	硫酸亚铁	饭后服	过敏反应，消化系统反应如腹痛、恶心、呕吐、便秘、腹泻、黑便、糜烂或溃疡等
第二代	有机盐二价铁，铁元素含量更高，胃肠道不良反应相对减少，吸收率提高	琥珀酸亚铁、葡萄糖酸亚铁、富马酸亚铁、蛋白琥珀酸铁口服溶液	蛋白琥珀酸铁口服溶液在饭前服，其余饭后服用	可能出现食欲减退、恶心、呕吐、腹泻等
第三代	与前两代相比，没有消化道腐蚀等不良反应，且含铁量高，为安全性较高的口服铁剂，尤其适用于孕产妇	多糖铁复合物胶囊	饭后服	极少出现胃肠道刺激症状或便秘

（4）"宝藏"的正确打开方式——注意事项。①综合考虑血红蛋白（Hb）水平、口服铁剂的耐受性和影响铁吸收的并发症等，选择合适铁剂。②严重贫血时可增加口服铁剂量，提高补铁效果，或选择口服吸收率高的补铁药物，但对于轻症者，中等剂量的铁隔日服用，铁吸收效率高。③若无明显胃肠道反应，一般不应将铁剂与食物一同服用。④口服铁剂同时口服维生素 C，可有效促进铁吸收，提高治疗效果。⑤部分糖尿病患者因严格饮食控制导致铁缺乏或缺铁性贫血，口服补铁治疗时需注意药物的佐剂中是否含糖。⑥特殊人群如妊娠期女性、婴幼儿、儿童等需评估用药适宜性，如

药品剂量、剂型、服药时间间隔等。⑦定期到医院检查血常规和血清铁水平。避免过量服用。无论何种铁剂，请在医生或药师指导下正确使用。

（5）增加自身"宝藏"——预防性补铁。合理膳食，增加富含铁的食物摄入，尤其儿童、孕妇、乳母。重点是提高动物性食品和富含维生素 C 的水果、蔬菜在饮食中的比重，提高铁吸收率；同时，应增加富含其他微量营养素如叶酸、维生素 A、维生素 B_6、维生素 B_{12} 等食物的摄入。可在医生或药师指导下，预防性服用营养补充剂以补充维生素和矿物质。

【参考文献】

[1] 中华预防医学会儿童保健分会，中国妇幼保健协会儿童早期发展专业委员会，福棠儿童医学发展研究中心儿童保健专业委员会，等. 儿童铁缺乏和缺铁性贫血防治专家共识 [J]. 中国实用儿科杂志，2023，38（03）：161-167.

[2] 中华医学会血液学分会红细胞疾病（贫血）学组. 铁缺乏症和缺铁性贫血诊治和预防的多学科专家共识（2022 年版）[J]. 中华医学杂志，2022，102（41）：3246-3256.

[3] 汤莹，杜光，孙秋雁. 缺铁性贫血临床药物治疗进展 [J]. 中国医院药学杂志，2022，42（23）：2560-2566.

[4] Snook J, Bhala N, Beales LP, et al. British Society of Gastroenterology guidelines for the management of iron deficiency anaemia in adults[J]. Gut, 2021, 70（11）：2030-2051.

[5] 蛋白琥珀酸铁口服溶液药品说明书.

[6] 多糖铁复合物胶囊药品说明书.

[7] 富马酸亚铁片药品说明书.

[8] 硫酸亚铁片药品说明书.

[9] 琥珀酸亚铁片药品说明书.

[10] 葡萄糖酸亚铁片药品说明书.

34. 经常胃痛胃胀、反酸烧心，可能感染了幽门螺杆菌

你是否经常觉得胃痛胃胀，又感到反酸烧心？如果你有以上这些症状就要注意，很可能是感染幽门螺杆菌（Hp）引起的。感染了幽门螺杆菌到底能不能治愈呢？别着急，下面我将带你一层一层揭开幽门螺杆菌的"神秘面纱"。

（1）什么是幽门螺杆菌？幽门螺杆菌是革兰氏染色阴性螺旋状细菌，主要通过口口途径在人与人之间传播。Hp定植后机体难以自发清除，将会造成持久或终生感染。Hp感染后几乎均可引起慢性活动性胃炎，进一步可发展成消化性溃疡甚至胃癌。WHO将Hp列为人类胃癌第Ⅰ类致癌因子。目前，Hp感染是胃癌最重要且最可控的危险因素，因此，根除Hp可作为预防胃癌的有效措施之一。

（2）什么情况下容易感染Hp？Hp可从胃内反流至口腔，通过口口传播（如共用餐具和亲吻）、粪口传播（Hp可随大便排出）。其中口口传播是最主要的途径，而家庭成员之间的亲密接触，往往是Hp传播和感染的重要因素。

（3）Hp感染可能出现什么症状？多数感染者并无症状和并发症，因此，您可能感染了Hp而并不自知，但也有部分感染者可能会出现以下症状：①胃痛、胃胀。②消化不良、打嗝。③顽固性口臭。④早饱。

（4）怎么知道自己是否感染Hp？侵入性Hp检测需通过内镜取组织活检、行快速尿素酶试验等方式进行。当然，我们还可以通过尿素呼气试验、粪便抗原检测和血清抗体检测等无创手段进行检测。其中尿素呼气试验是最常用的无创检测方法，操作方便且准确度高。尿素呼气试验有两种，两种检测方法的准确性无显著区别：① $^{13}C-$ 尿素呼气试验：需在服药前后30分钟两个时间点分别采集同一例被检测者的呼出气体做检测。② $^{14}C-$ 尿素呼气试验：仅需采集1次测试呼气即可，但该检测方法不推荐用于儿童、孕妇和哺乳期妇女。

（5）感染了Hp是否一定要根除？对患消化性溃疡和胃黏膜相关淋巴组织淋巴

瘤的 Hp 阳性感染者，强烈推荐根除。其他阳性感染者，只要有根除意愿，也推荐接受根除治疗。

（6）怎么治疗 Hp 感染？目前国内推荐铋剂四联方案作为主要经验性根除治疗方案，疗程 14 天。方案为：PPI（即质子泵抑制剂，可抑制胃酸分泌）+2 种抗生素 + 铋剂。具体药物：①PPI，如艾司奥美拉唑、雷贝拉唑、兰索拉唑、泮托拉唑、艾普拉唑等。②抗生素，如阿莫西林、克拉霉素、左氧氟沙星、甲硝唑、呋喃唑酮、四环素等。③铋剂，如枸橼酸铋钾、胶体果胶铋等。

具体药物选择应在就诊后遵医嘱，特殊人群（儿童、老人、孕妇）切不可擅自服用。

（7）感染了 Hp 能不能彻底治愈？感染了 Hp 只要选择敏感、正规的用药方案和足够用药疗程，完全可以彻底治愈。

温馨提示 ①治疗上应按医嘱按疗程用药，不可自行换药、停药。②应忌烟忌酒，不要吃生冷寒凉的食物，不要暴饮暴食，按时吃温热易消化食物，不要吃过于油腻、辛辣刺激的食物。③服药期间注意多休息，不要熬夜，不要过度劳累，保持心情舒畅愉快。④保持口腔健康，养成良好的卫生习惯，避免互相传播感染。

【参考文献】

[1] 中华医学会杂志社，中华医学会全科医学分会，中华医学会消化病学分会幽门螺杆菌学组幽门螺杆菌感染基层诊疗指南（2019 年）[J]. 中华全科医师杂志. 2020, 19（5）：397-402.

[2] 刘文忠，谢勇，陆红，等. 第五次全国幽门螺杆菌感染处理共识报告 [J]. 胃肠病学，2017, 22（6）：348-351.

35. 蒙脱石散治腹泻，你需要知道怎么用

夏季天气炎热，雨水多、湿气重，很适宜细菌生长繁殖，食物容易变质，再加上各种冷饮生鲜，稍不注意就会吃坏肚子，引起腹泻。下面给大家介绍一种用于治疗腹泻的经典药物——蒙脱石散。

（1）蒙脱石散是什么？ 蒙脱石散是一种粉末状的物理吸附剂，有巨大的表面积和非均匀性电荷分布，口服后可以覆盖在整个肠腔表面，吸附肠腔内的细菌、病毒、毒素，以及过多的水分，从而起到保护胃肠黏膜和收敛止泻作用。临床上主要用于成人及儿童急、慢性腹泻的对症治疗。

（2）饭前吃还是饭后吃？ 在两餐中间服用蒙脱石散效果最佳，且服药后2小时内尽量不要进食或者饮水，这样可以减少药物与食物混合，保证服用的蒙脱石散充分覆盖在胃肠道表面，从而发挥最大疗效。

（3）用法与用量。口服，成人和儿童的用量如表9。

表9　　蒙脱石散用量

人群	剂量	频率
成人	每次1袋	
1岁以下儿童	每次1/3袋	
1～2岁儿童	每次1/3～2/3袋	每日3次
2岁以上儿童	每次2/3～1袋	

服用时将药粉倒入约50毫升温水中混匀后快速服用。因蒙脱石粉不完全溶于水，建议边喝边搅拌，保证药物是在均匀混悬状态下服用的，这样疗效更好。不管成人还是儿童，用于急性腹泻时，首次剂量应加倍。

（4）与其他药联用时要注意什么？ 其他药物的吸收可能受蒙脱石散影响，必须

合用时应在服用蒙脱石散前至少 1 小时服用，以免被蒙脱石散吸附，导致药效降低。

常见三联用法：蒙脱石散 + 益生菌制剂 + 抗生素。建议先用抗生素，然后用蒙脱石散，最后用益生菌制剂，每两种药之间至少相隔 1 ~ 2 小时，这样可以在抗生素杀灭病原微生物以后，再用蒙脱石散吸附细菌和各种毒素，同时修复消化道黏膜，最后服益生菌制剂恢复肠道正常菌群，改善菌群紊乱的状况。

（5）用奶瓶给宝宝喂蒙脱石散有什么问题？有些宝妈图方便，会用奶瓶来给宝宝喂蒙脱石散。这是不可取的，因为蒙脱石散粉末很容易黏附在奶嘴或是奶瓶上，会导致喂给宝宝的药量不够，从而影响疗效。

（6）孕妇、老人是否可以服用蒙脱石散？蒙脱石散服用后并不进入血液循环，不会被人体吸收，而是会随消化道自身蠕动排出体外，且不会影响正常肠蠕动。因此，婴幼儿、孕妇和老人都可安全服用。但是要注意，不是用得越多效果越好，如过量服用会引起便秘。

最后记住，蒙脱石散开封后要注意防潮。

【参考文献】

[1] 陈新谦，金有豫，汤光 . 新编药物学 [M]. 17 版 . 北京：人民卫生出版社，2011：501.

[2] 司继刚，李爱杰 . 蒙脱石散的合理规范使用 [J]. 儿科药学杂志，2018，24（8）：62-64.

[3] 刘盼盼 . 联用双歧杆菌四联活菌片与单用蒙脱石散治疗小儿腹泻的疗效及安全性比较 [J]. 沈阳药科大学学报，2021，38（12）：1334-1338.

36. 你怕结肠镜检查吗？关键是做好检查准备

结肠镜检查（以下简称肠镜检查）可观察大肠内壁，常用于筛查结肠或直肠内是否有息肉或癌症，这是发现肠道病变最直观、准确的检查方法，但大家都"谈镜色变"，害怕痛苦。随着医学技术日新月异，无痛肠镜能让人在全身麻醉后，只需美美地睡上一觉，便可顺利完成肠道检查，从而消除恐惧感和不适感。不过，肠镜检查不能随到随做，必须提前预约好检查时间，做好检查前的肠道准备，才能让医生精准检查。

肠镜检查前医生会告诉你，哪些食物可吃，哪些不能吃，哪些日常用药需暂停。务必尽早知悉相关医嘱，因为某些药物可能需在检查前1周就停用。肠镜检查前需清理结肠，用的是一种会引起水样腹泻的药，服用完后可确保清肠效果，从而便于医生观察肠内情况，也能尽量降低不适感，使检查更为顺利。

（1）肠镜检查前的饮食。不要吃红色食物如西瓜、西红柿，不要吃有细小籽类的食物如黑芝麻、猕猴桃、火龙果、瓜子，不要吃粗纤维食物如芹菜、韭菜、橘子。检查前1天必须吃低渣饮食，推荐白粥、面条、鱼和肉。麻醉前通常禁食8小时，禁水2小时。

（2）检查前服药须知。①需口服的药物：常用的泻药有复方聚乙二醇电解质散，可在促排便的同时补充电解质，避免排泄过多引起电解质紊乱。详细服用方法请遵医嘱。②应避免服用的药物：非甾体抗炎药如阿司匹林等，会减少肾脏的血流灌注，如情况允许，口服泻药当天和之后72小时内，建议停止使用非甾体抗炎药。如需行内镜下息肉切除术，应按医生要求，决定检查前是否停止服用阿司匹林等抗血栓、抗凝血药物。还有利尿药，可改变人体水电解质平衡，引起血容量不足。当患者没有明显肺水肿风险，口服肠道清洁剂时应暂停服用利尿药1天。何时可以重新开始使用检查前停用的药物，检查完毕后请咨询医生。

（3）肠道的准备。至少在肠镜检查前4～6小时开始服用泻药，并开始禁食。多走动有助于达到更好的肠道准备效果。因肠镜检查前饮食限制，使用胰岛素或者口服降糖药控制血糖的患者，应根据饮食调整药物剂量，以避免发生低血糖。如果在肠道准备时遇到困难，请随时告知医生。

（4）肠镜检查当天注意事项。应禁食禁水。无痛检查者需有家属陪同，不要驾驶机动车。肠道准备不理想者可再服泻药补救。请不要佩戴首饰，卸掉手部和脚部美甲，不可化妆。注意在月经期禁止肠镜检查。

【参考文献】

[1] 患者教育：结肠镜检查（基础篇）[DB/OL]. Uptodate 临床顾问.

[2] Hassan C，East J，Radaelli F，et al. Bowel preparation for colonoscopy：European Society of Gastrointestinal Endoscopy（ESGE）Guideline：Update 2019[J]. Endoscopy，2019，51（08）：775–794.

[3] 李兆申. 中国消化内镜诊疗相关肠道准备指南（2019，上海）[J]. 中华医学杂志，2019，99（26）：2024–2035.

[4] 张澍田. 常见消化内镜手术麻醉管理专家共识[J]. 中华消化内镜杂志，2019，36（01）：9–19.

[5] 李欢，龙辉，吴清明. 抗血小板药物治疗与肠息肉内镜切除术后出血的相关性研究[J]. 中华消化内镜杂志，2020，37（10）：727–731.

37."拯救"发量，止脱发用药要点

拥有一头乌黑浓密的秀发是每个人的梦想，但现实是我国平均每 6 人就有 1 人脱发，且呈年轻化趋势。"秃"如其来，让脱发大军倍感危机。那么，如何"拯救"发量？如何正确用药？

（1）治脱用药要对症。脱发病因复杂，包括雄激素性脱发（"雄"脱）、斑秃、头癣、恶性肿瘤、贫血、营养不良、甲状腺功能减退等。去除诱因，对症下药才能够药到病除。①非那雄胺、度那雄胺、螺内酯可降低雄激素水平，治疗雄激素性脱发。②糖皮质激素类药物如卤米松、糠酸莫米松、丙酸氯倍他索，有抗炎、免疫抑制等作用，治疗斑秃。③酮康唑，可抗真菌感染，治疗头癣。

（2）药治脱发，男女有别。①非那雄胺、度那雄胺专治男性"雄"脱。男性体内的雄激素主要来源于睾丸所分泌的睾酮。非那雄胺、度那雄胺可以从源头上阻断双氢睾酮的生成及其对毛囊的破坏，仅适用于男性患者。②螺内酯专治女性"雄"脱。女性体内的雄激素主要来源于肾上腺皮质合成和卵巢的少量分泌。螺内酯可减少肾上腺产生睾酮，同时对双氢睾酮与雄激素受体的结合有轻微的竞争作用，适用于部分女性患者。③米诺地尔男女通用，但市面上有 2% 和 5% 两种浓度剂型，一般 5% 浓度适用于男性，2% 浓度适用于女性。

（3）治脱用药，剂量有别。临床上使用非那雄胺，有 1mg 和 5mg 两个剂量。但只有 1mg 剂量才用于治疗男性雄激素性秃发，5mg 剂量适用于治疗和控制良性前列腺增生以及预防泌尿系统相关事件。用药剂量一定要选对。

（4）治脱发用药，剂型有别。治"脱"用药有口服和外用两种剂型，非那雄胺片、度那雄胺片、螺内酯泼尼松片为口服药物；外用剂型有卤米松乳膏、糠酸莫米松乳膏等，米诺地尔酊和搽剂只能外用，禁止口服给药；注射剂型有复方倍他米松注射液和曲安奈德注射液。

（5）药治脱发，贵在坚持。治疗脱发，不管使用哪种药物，都需长期用药才能达到最佳效果，并维持疗效。①非那雄胺连续用 1 年：一般 3 个月后起效，有效率 65% ~ 90%，停用后 12 个月内疗效将发生逆转。②螺内酯、米诺地尔均用 1 年：在使用最初 1 ~ 2 个月会出现脱发增加现象，继续用药 6 ~ 9 个月方可见效，有效率 50% ~ 85%。③糖皮质激素类用 3 ~ 6 月。④抗真菌药用 2 ~ 8 周：口服抗真菌治疗要 4 ~ 8 周，局部外用 2 ~ 4 周。

一定要按处方、按疗程规律用药，不能随意停药，以免出现耐药现象，效果变差，或者完全无效。

（6）"是药三分毒"，用药治脱发需谨慎。用药治脱发也会出现一些不良反应，一般停药后可自行恢复，但我们仍需做到心中有数，脑中有弦，尤其是儿童、孕妇、哺乳期妇女等要避免使用。①非那雄胺：会出现男性乳房变大、性欲降低、勃起功能障碍。②螺内酯：主要是月经紊乱、性欲降低、乳房胀痛。③米诺地尔：局部刺激、过敏和多毛，可尝试更换不含丙二醇的泡沫制剂来缓解。④局部用糖皮质激素：主要为皮肤萎缩变薄、毛细血管扩张、毛囊炎及色素减退等。⑤抗真菌药：耐药及肝肾损伤。

【参考文献】

[1] 中华医学会皮肤性病学分会毛发学组. 中国斑秃诊疗指南（2019）[J]. 临床皮肤科杂志，2020（2）：69-72.

[2] 中国医师协会美容与整形医师分会毛发整形美容专业委员会. 中国人雄激素性脱发诊疗指南 [J]. 中国美容整形外科杂志，2019，30（1）：前插 2-6.

[3] Manabe M，Tsuboi R，Itami S，et al. Guidelines for the diagnosis and treatment of male-pattern and female-pattern hair loss，2017 version[J]. Journal of Dermatology，2018，45（9）：1031-1043.

38. 花小钱买好药，这两类药你不可不知道

目前市面上的药品种类繁多，有些药的价格虚高不实，质量更是参差不齐。该如何选择呢？有两类药品质优价廉，能让你少花钱买好药。

（1）国家基本药物（也称基药）。①什么是国家基本药物。这是由国家出面，汇聚医学、药学、药物经济学等多方面专家，精挑细选出来的药物，确保安全有效、价格合理、使用方便、中西药并重以及为临床防治所必需。②选择国家基本药物的4点理由：用药合理，国家通过各种政策、法规、指导意见等手段，规范国家基本药物的使用，避免过度用药；省钱，国家基本药物不仅价格合理，还可以医保报销，报销比例也高于非基本药物；安全有效，国家基本药物不是廉价药，而是经过长期临床实践检验证明安全有效的首选药物，国家对基本药物实行全品种覆盖抽验、全流程追踪检查，质量可靠，用药安全；购买方便，国家规定政府所属各基层医疗卫生机构，即乡镇卫生院、社区卫生服务机构都需配备和使用国家基本药物，并确保基本药物供应的可持续性，使患者少跑路、少花钱，在家门口就能买到便宜的好药。

（2）国家集中采购药（也称集采或带量采购药）。①什么是国家集中采购药？这是国家医保局、工业和信息化部、财政部、人力资源社会保障部等部门牵头，

组织各省采购联盟，对药品进行集中采购，以量换价，通过大型"团购"方式，让群众用上质优价廉药品。②选择国家集中采购药的 2 点理由：价格更低，同一个药品进入集采后，平均降价达 53%，也就是说原来花 100 元才能买到的药，现在只需 47 元或更少的钱就能买到（如进入第 6 批集采品种的甘精胰岛素，集采前价格 180 元 / 支，现在降至约 70 元 / 支，降幅高达 61%）；降价不降质，目前国家组织完成的 6 个批次、234 种临床常用集采药品中，除"国产药"（仿制药，为通过质量和疗效一致性评价，质量与"进口药"一致的好药，并有相应标识），还有"进口药"（原研药），药品降价不降质，老百姓以较低廉的价格就能用上质量更高的药。

39. 详解基药知识

（1）什么是基药。基药即基本药物。1977 年世界卫生组织（WHO）提出：基本药物是指能满足基本医疗卫生需求，剂型适宜、保证供应、基层能配备、国民能公平获得的药品。

（2）基药的特点。其特点是安全、必需、有效、价格合理。基药不是廉价药，而是临床治疗首选用药。

（3）什么是国家基本药物制度？国家基本药物制度（以下简称基药制度）是指对基药的遴选、生产、流通、使用、定价、报销、监测评价等环节实施有效管理的制度。

（4）实施基药制度对老百姓有什么实惠呢？①可提高群众获得基本药物的可及性，保证群众基本用药需求。②能有效保障药物的质量，确保老百姓用药的安全性。③可大幅度减轻老百姓的药费负担。

（5）我国何时实施的基药制度？ 1979 年我国开始参加 WHO 基本药物行动计划；2009 年发布基础版基药目录，正式启动基本药物制度建设；2012 年发布第二版基药目录；2018 年发布第三版基药目录（即目前使用的目录）。

（6）哪些药属于基药？①2018年版基药目录的总品种685种（其中西药417种、中成药268种），另颁布国家药品标准的中药饮片均为基药。②涉及病种覆盖95%以上病种，满足常见病、慢性病、应急抢救等主要临床需求，还聚焦癌症、儿童疾病、丙肝等病种，为不同患者提供多种用药选择。

（7）基本药物和非基本药物报销有什么区别？①基本药物全部纳入基本医疗保障报销范围，非基本药物仅部分纳入。②国家鼓励使用基本药物，其报销比例明显高于非基本药物。

（8）老百姓可轻松获得基本药物。国家已经明确，要逐步实现基层医疗机构、二级及三级公立医院基药配备品种数量占比，原则上分别不得低于90%、80%、60%，使患者能随时随地买到基本药物。

【参考文献】

[1] 国家卫生健康委，中医药管理局．关于进一步加强公立医疗机构基本药物配备使用管理的通知（国卫药政发〔2019〕1号）．2019-1-10.

[2] 广西壮族自治区人民政府办公厅．关于完善国家基本药物制度的实施意见（桂政办发〔2019〕43号）．2019-4-18.

[3] 国务院办公厅．关于完善国家基本药物制度的意见 [EB/OL]. 2018-09-19.http：//www.gov.cn/xinwen/2018-09/19/content_5323541.htm.

[4] 国务院办公厅．关于进一步做好短缺药品保供稳价工作的意见（国办发〔2019〕47号）.2019-9-25.

[5] 中华人民共和国国家卫生健康委员会．国家基本药物目录（2018版）[S]. 2018-10-25.

[6] 姝丽雅，陈蓉．基本药物的发展及其对药师转型的要求与思考 [J]. 抗感染药学，2021，18（2）：294-296.

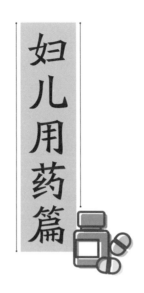

妇儿用药篇

40. 测温、预防做到位，宝宝发热不慌张

发热是宝宝成长过程中常见的症状之一，宝宝出现发热时部分家长常会手足无措。其实这是不必要的。下面药师与大家一起分享宝宝发热的相关知识，加强防患于未然的意识，树立正确的观念，让宝宝少受罪，让家长安心。

（1）如何选择适宜的温度计。目前市面上常用体温计主要有接触式和非接触式两类。根据测量的部位对体温计进行分类，主要可以分为测体温和测量体表温度两类。测量人体温度的体温计主要包括玻璃体温计、耳温计和医用电子体温计等，而测量体表温度的体温计则包括筛检仪、红外体表温度计及额温计等。

具体如下：①红外温度计：这一类体温计具有小巧、携带方面以及安全等特点，虽然其测量的准确度会低于直接接触的体温计，但对于旅行出远门的人员进行日常监护具有重要作用。②水银温度计：水银温度计是最常用的温度计，它不仅可以用来测量腋下体温，也可以用来测量口腔和直肠温度，且价格便宜、体积小、操作方便。由于玻璃结构致密，汞性能稳定，具有指示准确、稳定性高的特点。但是，水银温度计测量时间长、易断裂、易引起汞中毒和污染环境，汞对人体健康危害很大，而且对环境的污染是持久的。③电子温度计：常用的电子温度计使用方便，测量时间短，大约1分钟就能出结果，更适合儿童使用，但无汞电子温度计的测量稳定性略差于含汞温度计，需要经常校准。④额温计和耳温计：只考虑速度的话，额温计和耳温计一定是最快捷的方法，但是，其价格比较贵，如果不正确操作就很容易造成毁坏。如果耳道内有大量耳垢或测量时间过长，也会影响准确性。

美国儿科学会、梅奥诊所等医学权威机构都不再推荐水银体温计，而是推荐更为安全的电子体温计（口腔、直肠、腋下）、耳温枪和颞动脉温度计来测量体温。根据《水俣公约》，我国将从2026年1月1日起禁止生产含汞温度计和含汞血压计。该公约于2017年8月16日对我国生效，公约中提到，到2020年逐步取消水银体温计等含汞产品。

小结　电子体温计与水银体温计相比，电子体温计没有水银体温计易破碎、汞暴露、汞中毒等风险，为更为理想的体温测量工具。红外线体温计操作简便、快捷、安全，测得的平均耳温与水银或电子体温计所测平均差值不大，但每次测得的耳道体温与肛温差值范围较宽，可通过多次测量、取平均值来提高测量准确性，适用于发热的筛查。

（2）如何选择合适的测量部位？在测量体温时，共有5个位置可以选择，分别是测肛温、耳温、腋温、口温以及颞动脉温。①腋温：较安全，操作简单，适用于任何年龄段的孩子，但新生儿需要注意保暖。②耳温：3个月以下的婴儿不建议测量耳道温度，因为婴儿耳道很脆弱，易受伤。③口温：年龄较大且能够配合的孩子可选择测量口腔温度。④肛温：新生儿直肠较短，肠壁较薄，操作不当易造成直肠穿孔。⑤颞动脉温：适用于3个月以上的婴幼儿，但易受环境和汗液影响。

（3）如何预防发热？首先要勤洗手，即使在医院里，预防院内感染最重要的手段也是勤洗手，注意手的卫生。勤洗手可以减少病毒或者细菌传播的机会。

如何勤洗手：①给孩子做榜样，和孩子做一样的事。在吃饭前、上厕所后、接触生病的人后、抚摸动物后，以及乘坐公共交通工具旅行时，教孩子不要摸自己的脸、鼻子和嘴，并且我们自己要带头洗手，言传身教，让孩子逐渐养成良好的洗手习惯。②教孩子如何彻底洗手。很多孩子洗手就是用水冲一下，或用毛巾擦一下，这样洗手没有达到最佳效果。在最开始教孩子如何认真洗手的时候，要用肥皂或者洗手液涂抹小手的正面和背面，并在流水下完全冲洗。③有可能的话，随身携带洗手液，在外出洗手时有可能用得到。也许就是一个小细节，减少了孩子感染的机会。洗手的正确方法见图4。

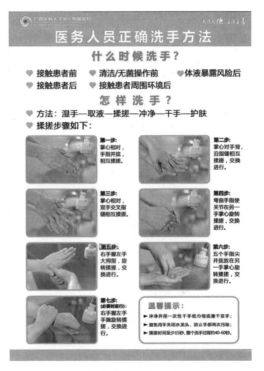

图4 洗手的正确步骤和方法

再就是接种疫苗。疫苗可预防某些严重的甚至致死的感染，能让身体做好准备来对抗可导致感染的致病微生物。按世界卫生组织所说，预防疾病最靠谱的是预防接种，疫苗是20世纪伟大的公共卫生成就之一。 然而，全球有数百万人并没有从能够预防严重疾病和死亡的疫苗中获益。有些家长认为接种疫苗会带来很多不良反应，也有些家长认为只要接种国家免费的疫苗就可以了，这些观点都很片面。

我国现有的疫苗分为一类疫苗和二类疫苗两大类，其中一类疫苗（计划免疫内疫苗）是由国家支付费用，免费提供给儿童接种的；二类疫苗（计划外疫苗）则要自费接种。有的家长认为，既然一类疫苗是国家支付费用，那么肯定在防病上更重要，而二类疫苗是自愿选择并自己出钱接种，可能这类疾病不大受重视，因此可以不给孩子接种，这种观点是错误的。

疫苗需要经过非常严格的检验程序，最终被证实安全有效后，才会推广使用。从预防疾病角度出发，接种疫苗是最安全、最经济有效的方法。而国家对一类疫苗和二类疫苗的划分，不只出于其在防病上重要性的考虑，还要考虑政府是否负担得起这笔庞大的费用。因此，无论是一类疫苗还是二类疫苗都是有必要接种的。建议家长接种前仔细阅读各类疫苗的知情告知书，根据宝宝的自身情况和家庭经济状况，科学选择疫苗进行接种。

【参考文献】

[1] 王希阳 . 测量人体温度时温度计的选择与使用 [J]. 中国卫生产业 . 2020（36）：186–188.

[2] 方雪娟，汪定成，仝海霞 . 小儿体温测量部位的研究进展 [J]. 护理研究 . 2005（23）：2088–2089.

[3] 关于汞的水俣公约 [EB/OL]. 世界卫生组织官网 . 2018-6-2.https://www.who.int/zh/home/search? indexCatalogue=genericsearchindex1&searchQuery=%E6%B0%B4%E4%BF%A3%E5%85%AC%E7%BA%A6&wordsMode=AnyWord.

[4] 郭嘉林，谢意程，刘连弟，等 . 专项干预对多药耐药菌感染患者家属洗手依从性的影响 [J]. 中华医院感染学杂志，2018（28）：2544–2547.

[5] 王黎明 . 2016—2020 年临沂市 6 岁以下儿童免疫规划疫苗接种预防效果调查 [J]. 中国校医，2021，35（12）：906–908.

[6] WHO. Understanding the behavioural and social drivers of vaccine uptake WHO position paper–May 2022 [J]. Weekly Epidemiological Record，2022，97（20）：209–224.

[7] 程颖 . 宝宝预防接种不分一类二类 [J]. 家庭医学，2013（07）：59.

[8] 沈国彦，宋平 . 红外温度计测量体温方法探讨 [J]. 仪表技术，2003（03）：9.

[9] 舒敏，罗双红，万朝敏，等 . 中国 0 至 5 岁儿童病因不明急性发热诊断和处理若干问题循证指南: 相关词语定义和体温测量部分解读 [J]. 中国循证儿科杂志,2016,11(3): 232–234.

41. 宝宝发热怎样正确选择治疗药物

宝宝发热了怎么办？如何选药？究竟应该药物退热，还是物理降温呢？退热药选用哪一种呢？让我们一起来看看应该怎么做。

（1）体温多少度是发热？儿童发热按照体温高低分为 4 类，见表 10。

表 10　　儿童发热分类

分类	腋窝温度
低热	37.5℃～38.0℃
中度发热	38.1℃～38.9℃
高热	39.0℃～40.9℃
超高热	≥41.0℃

（2）如何判断病情轻重。我们采用交通信号灯标志来划区做说明，根据是否存在相应的症状及体征来识别、确定危险程度，患儿只要有对应区域的任何一个症状或体征，即划分到该区（表 11）。处于"绿区"（低危）的发热患儿可在家中护理，但需密切观察；处于"黄区"（中危）的发热患儿，应尽快就诊；处于"红区"（高危）的发热患儿，应立即就诊。

（3）应该在什么时候使用退热药。需要综合评估体温增高程度和患儿舒适度来决定是否使用解热镇痛药。退热药使用目的是改善发热患儿舒适度，因而不能单纯以体温高低来衡量是否用药。2 月龄以上儿童体温 ≥38.2℃ 伴明显不适时，可使用解热镇痛药。

（4）不同年龄段的患儿应选用哪种退热药？见表 12。

表 11　　患儿临床表现和危险程度

症状和体征	低危	中危	高危
皮肤黏膜颜色	皮肤、口唇和舌颜色正常	苍白	苍白、花纹、苍灰或发绀
活动力	对外界反应正常，愉悦或微笑，清醒或可迅速唤醒，哭声正常有力或无哭闹	对外界反应不正常、无笑容，长时间刺激方能清醒，活动减少	对外界无反应，病态面容，各种刺激不能清醒，嗜睡，虚弱，哭声尖或持续哭吵
呼吸	正常	鼻翼扇动，呼吸急促：6～12月龄，呼吸频率>50次/分；>12月龄，呼吸频率>40次/分；氧饱和度<95%（吸入空气），肺部闻及湿啰音	呻吟，呼吸急促；呼吸频率>60次/分，中至重度吸气性胸凹陷
循环和脱水状况	皮肤和眼睛正常，黏膜湿润	心动过速：<12月龄，心率>160次/分；12～24月龄，心率>150次/分；2～5岁，心率>140次/分；黏膜干燥，喂养困难，尿量减少	皮肤弹性差
其他	无"中危"或"高危"的症状或体征	3～6月龄，体温≥39.0℃，发热≥5天，寒战，肢体或关节肿胀，肢体不能负重，不愿活动	<3月龄，体温>38.0℃，皮疹压之不褪色，前胸饱满，颈项强直，惊厥持续状态，有神经系统定位体征，局灶性抽搐

表 12　　不同年龄段患儿的退热药选择

年龄	药物选择
2月龄以内	不推荐常规使用退热药物，可采用物理降温等措施并及时就诊
2月龄～6月龄	对乙酰氨基酚
6月龄以上	对乙酰氨基酚、布洛芬

注：葡萄糖 -6- 磷酸脱氢酶（G6PD）缺乏症患儿，在医生指导下首选布洛芬，慎用对乙酰氨基酚及含对乙酰氨基酚的复方制剂。

（5）对乙酰氨基酚与布洛芬的区别。 见表 13。

表 13　　对乙酰氨基酚与布洛芬的区别

	对乙酰氨基酚	布洛芬
体温下降时间	1 ～ 2 小时	1 ～ 2 小时
起效时间	30 ～ 60 分钟	30 ～ 60 分钟
作用持续时间	4 ～ 6 小时	6 ～ 8 小时
服药次数	间隔 4 ～ 6 小时可重复用药 1 次，24 小时内不超过 4 次	间隔 6 ～ 8 小时可重复用药 1 次，24 小时内不超过 4 次
服药剂量	严格按说明书推荐剂量使用	

注：退热药物使用后多在 30 ～ 60 分钟体温开始下降，部分患儿如仍高热不退，也不宜短期内重复使用退热药物。

（6）对乙酰氨基酚与布洛芬能否联合或交替使用。不能联合使用，不推荐交替使用，根据情况使用一种即可，两药联合使用有增加药物不良反应风险。

（7）退热药是否可联合感冒药使用。不推荐与复方感冒药合用。因为很多复方感冒药里面也含有对乙酰氨基酚或者布洛芬，会导致重复用药，甚至有药物过量中毒的风险，在联合使用中成药时也应咨询医务人员。

（8）有哪些恰当的物理降温措施？ 恰当的降温措施可以改善发热儿童的舒适度，如温水外敷儿童额头、温水浴、减少穿着的衣物、退热贴、退热毯、降低室内温度等，但不建议用乙醇擦身、冰水灌肠等方法。

（9）发热时饮食上应该注意什么？ 要多喝水，保证液体入量，还应给予清淡、有一定热量、易消化、富含水分的食物，如苹果、菜汤、米汤、大米粥、牛奶等。应少食多餐，以每日 6 ～ 7 次为宜，母乳喂养患儿也应少量多餐。

【参考文献】

[1] 国家呼吸系统疾病临床医学研究中心，中国医药教育协会儿科专业委员会，中国医师协会呼吸医师分会儿科呼吸工作委员会，等．儿童发热健康教育30问 [J]．中华实用儿科临床杂志，2021，36（8）：566-573．

[2] 国家呼吸系统疾病临床医学研究中心，中国医药教育协会儿科专业委员会，中国医师协会呼吸医师分会儿科呼吸工作委员会，等．解热镇痛药在儿童发热对症治疗中的合理用药专家共识 [J]．中华实用儿科临床杂志，2020（3）：161-169．

42. 宝宝"红屁股"，治疗婴儿尿布疹要知道 4 件事

广西医科大学第一附属医院有几种制剂，因疗效好很受大家欢迎，经常有朋友咨询购买。

朋友：亲，你们医院的那个什么酸软膏，小朋友用的，帮我买几支。

药师：是鞣酸软膏吗？治疗宝宝"红屁股"的吗？

朋友：对对对，先来 1 打。谢谢！

药师突然惊出一身冷汗。"是药三分毒"，用药需谨慎！赶紧给朋友普及鞣酸软膏用药知识。

（1）鞣酸软膏用于轻度宝宝"红屁股"——刚泛红没有破损时。宝宝"红屁股"，临床上称之为尿布疹或尿布性皮炎，是婴幼儿常见病、多发病，常表现为尿布覆盖区域皮肤发红，生成片状红斑或水疱，严重的甚至出现破溃，还可能合并细菌、真菌感染。根据皮肤是否破损及破损严重程度，分为轻度（出现红疹）、中度（部分皮肤破损）和重度（大部分皮肤破损或非压力性溃疡）。轻度尿布疹治疗原则是在清洁皮肤基础上涂抹滋润油及有隔离作用的皮肤保护剂。

鞣酸软膏含有鞣酸、甘油、凡士林三种成分，配方中的鞣酸能沉淀蛋白质，有收敛止血和保护皮肤作用，甘油和凡士林则对皮肤有滋润作用。鞣酸软膏通过隔绝

尿布中尿液、粪便及汗液等对皮肤的刺激，以保持皮肤干燥、润滑，可用于治疗宝宝"红屁股"，还可以用于烧伤、痔疮、褥疮等。但鞣酸对于破损皮肤有刺激作用，如宝宝"红屁股"比较严重，出现大面积皮肤破溃、渗出或合并感染，则不能使用鞣酸软膏，应及时就诊，遵医嘱对症用药：合并真菌感染需使用抗真菌药物，如1%克霉唑；有明显炎症时，可使用短效类固醇激素类软膏，如1%氢化可的松乳膏。

（2）鞣酸软膏不能大面积、大量、长期使用。药用鞣酸为水解型鞣质，吸收后可能损害肝功能，因此不宜大面积应用。宝宝皮肤娇嫩，吸收能力较强，在涂抹鞣酸软膏时也不可涂得太厚，以免药物吸收过多而发生中毒，引起肝坏死。鞣酸软膏也不能长期使用，长期使用会使皮肤发黑、变硬。宝宝"红屁股"难受，全家人都着急，但用药一定要适量，鞣酸软膏先买1支就好。

（3）都是"×酸"软膏，"鞣酸"与"硼酸"有大区别。药名相近，药效远，都是"×酸"软膏，硼酸软膏主要成分是硼酸和凡士林，硼酸对细菌和真菌有一定抑制作用，同鞣酸软膏一样，均可用于皮肤炎症、褥疮，但其毒性及刺激性大，不能用于宝宝"红屁股"。治疗宝宝"红屁股"，一定要用"鞣酸"软膏。

（4）警惕没有鞣酸的"鞣酸软膏"。目前市面上可购买的鞣酸软膏种类繁多，令人眼花缭乱。细心的人还会发现，有一些鞣酸软膏成分是五倍子、丁香、花椒。没有鞣酸，这还是鞣酸软膏吗？经过查找，原来五倍子中含有鞣酸，但此"鞣酸"非彼鞣酸。某些销售网站上搜索出的鞣酸软膏都是"消"字号产品，不是药品，其鞣酸含量也不确定。"药"字号鞣酸软膏每瓶40g，含鞣酸2g，疗效更有保障。

【参考文献】

[1] 张琳琪，李杨，宋楠，等．婴幼儿尿布性皮炎护理实践专家共识[J]．中华护理杂志，2020，55（8）：1169．

[2] Scheinfeld N. Diaper dermatitis: a review and brief survey of eruptions of the diaper area[J]. Am J Clin Dermatol, 2005, 6（5）: 273-281.

43.宝宝打喷嚏、流眼泪、流鼻涕，过敏性鼻炎又犯了怎么办？

春天万物复苏，家长朋友们免不了要带孩子外出游玩，但面对各种花粉、柳絮，宝宝出现了打喷嚏、流眼泪、流鼻涕等症状，可能是过敏性鼻炎又犯了，应该怎么办？

（1）什么是儿童过敏性鼻炎？指的是儿童接触花粉、尘螨等物质后，发生的主要由免疫球蛋白介导的鼻黏膜非感染性炎性疾病，为常见过敏性疾病之一，常见症状有喷嚏、流清水样涕、鼻痒和鼻塞等。

（2）如何与普通感冒区分？过敏性鼻炎常在每年固定时期发作，症状持续时间一般多于2周，无发热或全身不适，鼻涕常为清水样，多数儿童伴有眼痒。由于儿童过敏性症状易与普通感冒混淆，从而造成很多患儿发病后没有得到及时、正确的诊断和治疗。如家长无法区分，还是建议去看专业医生。

（3）过敏性鼻炎的防治。本病治疗需要防治结合，防治原则包括3个方面：①环境控制，避免接触过敏原，对花粉过敏的鼻炎患儿，最好避开致敏花粉播散的高峰期。②药物治疗，轻度间歇性过敏患儿可采用口服西替利嗪、非索非那定等镇静作用较弱的抗组胺药物进行治疗，中重度间歇性及持续性过敏患儿应到医院咨询专业的医师或药师。③日常护理，年龄较大的儿童可尝试用生理盐水冲洗鼻腔，不但可以清除鼻腔中的鼻涕等分泌物，还能清理鼻腔内的花粉等过敏原，现有不同的设备可用于冲洗鼻腔。

温馨提示　儿童过敏性鼻炎可能会影响睡眠、学习、日常生活等，严重时可对生活质量产生明显影响。经常发作的过敏性鼻炎患儿，应做过敏原检查。家长应进行良好的环境控制，让孩子避免接触或尽可能少地接触过敏原，勤洗手，培养正确的洗护习惯。

【参考文献】

[1] 中国医师协会儿科医师分会儿童耳鼻咽喉专业委员会. 儿童过敏性鼻炎诊疗：临床实践指南 [J]. 中国实用儿科杂志，2019（3）：169-175.

[2] 中华儿科杂志编辑委员会，中华医学会儿科学分会. 儿童过敏性疾病诊断及治疗专家共识 [J]. 中华儿科杂志，2019（3）：164-171.

[3] 中国医师协会儿科医师分会儿童耳鼻咽喉专业委员会. 抗组胺药治疗婴幼儿过敏性鼻炎的临床应用专家共识 [J]. 中国实用儿科杂志，2019（9）：721-728.

[4] Cheng L，Chen J，Fu Q，et al. Chinese Society of Allergy Guidelines for Diagnosis and Treatment of Allergic Rhinitis[J]. Allergy Asthma Immunol Res，2018，10（4）：300-353.

44. 小儿流感来势汹汹，应该如何防治？

每年进入 6 月份，流感高发，很多小朋友出现流感症状。面对来势汹汹的流感病毒，家长们该如何防治呢？

（1）流感的病因。目前感染人的主要是甲型流感病毒中的 H1N1、H3N2 亚型以及乙型流感病毒中的 Victoria 和 Yamagata 系。

（2）儿童流感常见症状。一般突然起病，主要症状为发热，体温可达到 39℃～40℃，可有畏寒、寒战，多伴有头痛、全身肌肉酸痛、乏力、食欲减退等全身症状，常常有咳嗽、咽痛、流涕或鼻塞、恶心、呕吐、腹泻等表现。儿童消化道症状多于成人，常见于乙型流感。值得注意的是年龄＜5 岁的儿童，感染流感病毒后较易发展为重症病例。因此当家长发现孩子出现流感症状时，千万不可忽视！

（3）流感治疗。经临床诊断为流感时，应尽早使用抗病毒治疗。口服奥司他韦仍然是治疗流感的首选抗病毒药物，感染后疗程多为 5 天，重症可适当延长；预防疗程 7～10 天。奥司他韦的治疗及推荐预防剂量见表 14。

表14   奥司他韦抗流感病毒儿童治疗及推荐预防剂量

年龄和体重	治疗量	预防量
3～8月龄	每次3.0mg/kg，2次/天	每次3.0mg/kg，1次/天
9～11月龄	每次3.5mg/kg，2次/天	每次3.5mg/kg，1次/天
≥12月龄，≤15kg	每次30mg，2次/天	每次30mg，1次/天
≥12月龄，>15～23kg	每次45mg，2次/天	每次45mg，1次/天
≥12月龄，>23～40kg	每次60mg，2次/天	每次60mg，1次/天
≥12月龄，>40kg	每次75mg，2次/天	每次75mg，1次/天

注：0～3月龄儿童，不推荐使用，除非紧急情况下，经临床评估必须应用者。

还可应用扎那米韦和帕拉米韦。扎那米韦治疗量（≥7岁的儿童）为10mg，2次/天；预防量（≥5岁儿童）为10mg，1次/天。帕拉米韦每天滴注给药1次，最大量600mg，滴注不少于30分钟，治疗1～5天，重症可适当延长；一般91天～17岁患儿的剂量为10mg/kg，31天～90天患儿剂量8mg/kg，0～30天剂量6mg/kg。

（4）流感预防。①疫苗接种：每年接种流感疫苗是预防流感的最有效手段，可以显著降低接种者罹患流感和发生严重并发症的风险。6月龄～8岁儿童，既往未接种过流感疫苗者，首次接种需接种2剂（间隔≥4周）；上一流行季接种过1剂或1剂以上流感疫苗的儿童，建议接种1剂。8岁以上儿童仅需要接种1剂。②药物预防：可用奥司他韦。对符合预防性用药指征者建议早期（尽量于暴露后48小时内）服用，连续用至末次暴露7～10天；未能于暴露后48小时内用药者，仍建议预防给药。③非药物干预：保持良好的个人卫生习惯是预防流感等呼吸道疾病的重要手段。在流感流行季节，尽量避免去人群聚集场所，勤洗手、多锻炼。当家长带领有流感症状的儿童去医院就诊时，应该同时做好患儿及自身防护（如戴口罩）。学校、托幼机构等集体单位出现流感样病例时，患儿应居家休息，减少疾病传播。

【参考文献】

[1] 国家呼吸系统疾病临床医学研究中心，中华医学会儿科学分会呼吸学组．儿童流感诊断与治疗专家共识（2020 年版）[J]．中华实用儿科临床杂志，2020，35（17）：1281-1288．

[2] 中华人民共和国国家卫生健康委员会，国家中医药管理局．流行性感冒诊疗方案（2020 年版）[J]．中华临床感染病杂志，2020，13（6）：401-405．

[3] 黄小玲，杨一民，李蕙．近 5 年中医药治疗儿童流行性感冒的研究现状 [J]．中医儿科杂志，2021，17（02）：100-104．

45. 对于性早熟的儿童，家长需要注意这些方面

在日常生活中，儿童性早熟引起不少家长的焦虑，成了家长担心的话题。如何防范性早熟的发生呢？我们首先需要了解什么是性早熟，对孩子的成长有什么影响，最后还要了解如何预防它的发生。

（1）怎么判别性早熟？性早熟指女孩在 8 岁前、男孩在 9 岁前出现第二性征发育。那么，首先在年龄上，女孩 8 岁前、男孩 9 岁前出现以下特征，要引起家长注意：①女孩，乳房发育是首发症状，女孩青春期发育顺序为乳房发育，阴毛、外生殖器改变，腋毛生长，月经来潮。②男孩，睾丸容积增大为第二性征发育早期症状。男孩性发育首先表现为睾丸容积增大（≥4mL 时标志青春期开始），继而阴茎增长增粗，阴毛、腋毛生长及声音低沉，长出胡须，出现遗精现象。③女孩、男孩都有的征兆，年生长速率高于同龄正常儿童。

（2）性早熟会带来什么影响？①性早熟儿童受体内性激素影响，体格增长过早加速，早期身高较同龄儿童高，骨骺融合提前，最终成年后的身材反而矮小。②性早熟儿童性征发育提前，但心理、智力发育水平仍为实际年龄水平，过早的性征出现和生殖器官发育可能会导致未成熟孩子心理障碍。

（3）预防性早熟。①定期检查：父母要注意观察孩子的发育状况，定期到医院检查骨龄，早发现、早干预。②培养良好的生活方式：儿童肥胖增加了青春期性早熟的风险，而女孩的风险显著高于男孩，往往会月经提前。应注意控制体重、避免肥胖，推荐改善膳食习惯，减少高热量及油炸、膨化食品的摄入。另外，避免服用人参、鹿茸、紫河车等补品补药。加强体育锻炼也可减少肥胖风险。③减少电子产品的使用：控制和减少儿童使用电子产品。经常使用电视、电脑、手机等电子产品可能引发儿童性早熟，这主要是由于电视或电脑的较强光照，可导致褪黑激素水平降低，诱发性早熟。

（4）性早熟的治疗。儿童性早熟治疗目的是抑制性发育过程，使提前出现的第二性征逐渐消退，性激素恢复至青春期前水平，延缓骨骼过快成熟以改善最终成人身高，避免心理行为问题。在治疗上，通常有针对病因采取的手术治疗，或使用药物治疗，常用药物有促性腺激素释放激素类似物，如曲普瑞林、亮丙瑞林等，或是采取大剂量性激素治疗，以及对于骨矿含量和骨密度低于同龄儿童的性早熟者及时给予足够的钙剂和维生素 D。

为了孩子的健康成长，家长们务必关注孩子的成长变化，如果出现性早熟的指征，及时到医院就诊，在医生的监督和指导下开展适宜的个体化治疗。

【参考文献】

[1] 王卫平，孙锟，常立文. 儿科学 [M]. 北京：人民卫生出版社，2018.

[2] 梁雁，杜敏联，罗小平. 中枢性性早熟诊断与治疗共识（2015）[J]. 中华儿科杂志，2015，53（6）：412-418.

[3] 吴洁，朱丽萍，吴久玲，等. 女性性早熟的诊治共识 [J]. 中国妇幼健康研究，2018，29（2）：135-138.

[4] 郑冬梅，梁学军，靳景璐，等. 中国儿童肥胖的评估、治疗和预防指南 [J]. 中国妇幼健康研究，2021，32（12）：1716-1722.

46. 治疗儿童矮小，医生为何开"性抑制针"不开"增高针"

孩子 8 岁乳房开始发育了，身高却比同龄儿童矮，当妈的产生了身高焦虑。听说可以打"增高针"补救，赶紧到医院就诊，医生却开了"性抑制针"曲普瑞林。这也能增高？一针就见效吗？安全吗？打"性抑制针"，这 6 点你要先知道。

（1）性抑制针是什么？"性抑制针"不是"增高针"。性抑制针是一种促性腺激素释放激素类似物，可从大脑这个源头上抑制性激素释放，阻止孩子的生长发育。但性抑制针可延缓骨龄增长速度，抑制骨骺线闭合，通过延长孩子生长周期，最后可达到比较理想的身高。

（2）打性抑制针有什么作用？性抑制针仅限于儿童用来治疗中枢性性早熟。中枢性性早熟是由于大脑中枢性腺轴功能提前启动而导致女孩 8 岁前、男孩 9 岁前出现性发育征象的一种常见儿科内分泌疾病。性早熟孩子骨骺线会提前闭合导致最终成人身高低于正常值，还可能因性征过早出现导致孩子心理障碍。打性抑制针的目的就是延缓骨骺线闭合时间，改善儿童最终的成人身高，还能使孩子第二性征逐渐消退，避免出现心理行为问题。

（3）中枢性性早熟儿童是否都要打性抑制针？不是！并非所有确诊为中枢性性早熟的孩子都需要治疗，要根据孩子身体发育和心理行为状况确定是否需要治疗。

（4）打性抑制针能否"一针长高"？不能！目前国内常用的性抑制针曲普瑞林和醋酸亮丙瑞林，需要每 4 周或每 3 个月 1 次规律注射用药，持续 1 ~ 2 年甚至更长时间才可能有比较理想的身高。家长和孩子除需要承受长时间频繁就医、多次打针的痛苦外，还有昂贵的药价。网上写的"1 年花 48 万元孩子长高 1 厘米""9 岁女孩打性抑制针半年花 10 万"绝不是危言耸听。

（5）性抑制针需要与生长激素联用吗？需要，但不能常规联用。孩子打性抑制针后，要密切观察孩子的身高增长速度，随着抑制逐渐加强，孩子身高增长速度也会明显缓下来，甚至停止生长。这时，经过医生检查评估，预测成人身高偏低时，可考虑联用生长激素来刺激骨干生长，促进长高。

（6）性抑制针安全吗？不管是短期还是长期使用都是安全的。偶尔会出现皮疹、潮红及头痛等表现，但不影响继续治疗。长期使用，停药后月经周期及生育能力与正常人群无异。

孩子出现发育过早、过快，一定要在医生的专业指导下进行治疗，决不能把性抑制针当成长高法宝滥用、误用。

【参考文献】

[1] 中华医学会儿科学分会内分泌遗传代谢学组，《中华儿科杂志》编辑委员会．中枢性性早熟诊断与治疗共识（2015）[J]．中华儿科杂志，2015，53（6）：412-418．

[2] 中华预防医学会妇女保健分会青春期学组．女性性早熟的诊治共识 [J]．中国妇幼健康研究，2018，29（2）：135-138．

[3] 梁立阳，李芳萍．性早熟的诊断与治疗要点 [J]．药品评价，2016，13（3）：27-31．

[4] 林甦，杨文庆，俞建．中医儿科临床诊疗指南：性早熟（修订）[J]．中医儿科杂志，2016，12（3）：1-5．

47. 儿童腹泻频发，使用口服补液盐有讲究

腹泻在儿童人群中是常见的胃肠道疾病，主要由病毒感染、细菌感染、真菌感染、中毒或药物等引起，其中最为常见的是病毒感染。临床症状表现为大便不成形，如稀糊便、水样便、黏液便、脓血便等，大便次数显著增多，每天 3 次以上，甚至 10 ~ 20 次，常伴有恶心、呕吐、腹痛、腹胀、食欲不振等。如不采取及时有效的治疗，容易引起脱水，严重的可能发生休克，威胁患儿生命和健康成长。

《儿童急性感染性腹泻病诊疗规范》（2020 年版）对于腹泻的治疗原则为：预防和纠正脱水、电解质紊乱及酸碱失衡，继续适量饮食，合理用药。而补充水

分和电解质是否及时和充分，往往决定了患儿的病情发展及痊愈快慢。世界卫生组织推荐使用低渗口服补液盐（ORS Ⅲ），这是最经济、方便、科学的口服补液办法。

（1）口服补液盐是什么？ 为一种复方制剂，一般为白色结晶性粉末，具体配方见表15。

表15　　口服补液盐配方

成分	每袋含量（g）
氯化钠	0.65
枸橼酸钠	0.725
氯化钾	0.375
无水葡萄糖	3.375

（2）腹泻为什么要喝口服补液盐溶液？ 很多家长认为，要防治呕吐、腹泻、脱水，那就多给孩子喝些温开水就行了，没有必要去喝口服补液盐溶液。这么想就大错特错了，腹泻脱水不仅是水分的丢失，还包括大量电解质丢失。人体主要依靠 Na^+ 和 K^+ 维持稳定的渗透压，若体内 Na^+ 和 K^+ 流失过多，会造成低钾、低钠综合征。所以，儿童急性腹泻治疗的关键在于及时补充适量的 Na^+ 和 K^+，防止引起脱水、休克等症状，口服补液盐刚好能满足上述要求。

（3）口服补液盐经历了几代？ 口服补液盐已经历经了三代（ORS Ⅰ、Ⅱ、Ⅲ），现在使用的是第三代口服补液盐。早期的口服补液盐（ORS Ⅰ）虽然治疗作用显著，但口感不佳且钠含量较高，使用不当会引起高钠血症。

现在普遍使用的低渗配方口服补液盐（ORS Ⅲ），减少了钠、钾和葡萄糖含量，从而降低了渗透压，成分配比更加合理，溶液能被迅速吸收，同时能减少粪便量，更适合孩子预防呕吐、腹泻造成的脱水，便于脱水后液体补充。此外，由于减少了钠、钾量，其口感由苦涩变为淡甜，患儿更易于接受这种口味，从而提高其治疗依从性和配合度，有利于控制病情，预防不良反应，促进患儿身体康复。2005 年 WHO 推荐 ORS III 作为腹泻病的首选补液盐。

（4）口服补液盐溶液要怎么配置？临用前，将 1 袋量口服补液盐一次性溶解于 250mL 温开水中，随时口服。配液注意事项：①不能直接吃补液盐粉末，否则发挥不了作用。②只能用水来溶解，不能用其他液体。③不要加入少于或多于 250mL 的水，否则会导致溶液太浓或太稀，影响药品功效。④不要将 1 袋分成几次溶解，否则会导致实际配置的溶液浓度产生偏差，可能达不到治疗目的。⑤不能往配好的溶液里添加糖、牛奶、果汁等。

（5）口服补液盐溶液要喝多少量？用口服补液盐治疗、预防脱水，应根据患者不同年龄区别对待（表 16、17）。

（6）配好的口服补液盐要一次性喝完吗？每袋口服补液盐需一次性配制好，但服用时可分次服用，如较小患儿可遵循少量多次的原则隔几分钟喝一两口，较大儿童和成人则可直接一次性喝完。配制好的口服补液盐溶液在室温下可保存 24 小时，注意避免食物、唾液等污染。

表 16   口服补液盐治疗剂量

人群类别	用量
成人	开始时 50mL/kg，4 ~ 6 小时内服完，根据患者脱水程度调整剂量直至腹泻停止
儿童	开始时 50mL/kg，4 小时内服用，根据患者脱水程度调整剂量直至腹泻停止
婴幼儿	少量多次给予

表 17   口服补液盐预防剂量

人群类别	用量
6 月龄以下患儿	每次服用 50mL
6 月龄至 2 岁患儿	每次服用 100mL
2 至 10 岁患儿	每次服用 150mL
大于 10 岁的患儿	按需遵医嘱饮用

（7）一次喝不完的口服补液盐凉了可以再加热后喝吗？完全没有问题。可以像热牛奶那样，用杯子或者奶瓶装起来放进装有热水的容器里，进行水浴加热。口服补液盐变得温暖即可继续服用，但不能直接往溶液里添加热水，因为这样会使配制好的溶液被稀释而影响疗效。

（8）喝了口服补液盐没有好转怎么办？在根据医嘱服用口服补液盐及其他药物进行治疗后，若患儿3天内病情未见好转或出现下列任何一种症状，应及时到医院复诊：腹泻次数和量增加、不能正常饮食、频繁呕吐、发热、粪便带血等。年龄小于6月龄或早产儿、有慢性病史或并发症等，也应及时到医院复诊。

（9）口服补液盐有哪些禁忌？①对本品中任何成分过敏者。②肾功能不全，特别是无尿、少尿症患者。③严重失水、有休克征象时应静脉补液。④严重腹泻，粪便量超过每小时30mL/kg，此时患者往往不能口服足够量的口服补液盐。⑤葡萄糖吸收障碍。⑥因严重呕吐等原因不能口服者。⑦肠梗阻、肠麻痹和肠穿孔者。⑧酸碱平衡紊乱，伴有代谢性碱中毒时。

温馨提示　重度脱水或严重腹泻应以静脉补液为主，直至腹泻停止；一旦患者可以口服，即给予口服补液盐，或遵医嘱。

【参考文献】

[1] 倪鑫．儿童急性感染性腹泻病诊疗规范（2020版）[J]．中国医药科学，2020，10（21）：249-256．

[2] 何华．低渗口服补液盐对小儿急性腹泻的疗效 [J]．深圳中西医结合杂志，2021，31（18）：188-190．

[3] 盛志彬．口服补液盐Ⅲ联合益生菌制剂治疗小儿急性非感染性腹泻的临床疗效 [J]．吉林医学，2021，42（1）：114-115．

[4] 梁喜梅．口服补液盐在儿科腹泻应用临床观察 [J]．实用医技杂志，2019，26（3）：341-342．

48. 儿童出现皮肤炎症，应如何使用炉甘石洗剂

炎炎夏日，皮肤受外界环境刺激及紫外线暴晒的机会增多，各种皮肤炎症如接触性皮炎、湿疹、荨麻疹、痱子、皮肤晒伤等困扰着敏感肌肤的人们，尤其是皮肤水嫩的婴幼儿，在痱子、蚊虫叮咬的攻击下，身上、脸上挂满了"红疙瘩"，宝宝们因瘙痒难受哭闹不止，令妈妈们心力交瘁。

湿疹、荨麻疹、痱子……宝宝受到皮肤炎症困扰应该怎么办呢？炉甘石洗剂来帮忙了，这个良药大家应该了解一下。那么，炉甘石洗剂到底有什么功效？适合哪些人群使用？使用需要注意哪些问题？有没有不良反应？婴幼儿可以使用吗？请听药师一一道来。

（1）炉甘石洗剂是什么？这是一种止痒收敛的外用药，为临床常用外涂治疗药物，用于各种皮肤炎症，可轻松解决宝妈们的以上困扰，帮助肌肤敏感的患者。

（2）炉甘石洗剂的功效。以本院制剂炉甘石洗剂为例，炉甘石洗剂的主要成分有炉甘石、氧化锌与甘油。其中，炉甘石有收湿、止痒、敛疮、拔毒生肌、止血的功效，止痒效果很好，氧化锌可用于收敛、滋润、护肤、抗菌，甘油具有保湿作用。诸药联合，炉甘石洗剂不仅能有效止痒，还能收敛、防腐、消炎、抗过敏、保护皮肤，而且疗效安全可靠，无不良反应。孕妇及婴幼儿在医生与药师指导下均可放心使用。

（3）炉甘石洗剂适合哪些人群使用？炉甘石洗剂适用于各种皮肤炎症，如亚急性皮炎、接触性皮炎、湿疹、荨麻疹等，对于痱子、蚊虫叮咬引起的皮肤红肿、瘙痒疼痛等治疗效果尤其明显。此外，临床研究表明，炉甘石洗剂还可用于腋臭症、新生儿臀红、真菌性皮肤病、褥疮、小儿手足口病所致皮疹等。可见，炉甘石洗剂临床应用广泛。

（4）炉甘石洗剂是"万能"皮肤外用药吗？能否自行购买使用？不是的，炉甘石洗剂不是万能的，不是所有皮肤炎症都适合使用炉甘石洗剂。对轻症，如湿疹、痱子和蚊虫叮咬引起的急性瘙痒性皮肤炎症，大家可购买使用有 OTC 标识的炉甘

洗剂，但不建议长时间使用。对于慢性炎症，或出现较为严重的皮肤病变，炉甘石洗剂只能作为外用、内服抗过敏药物的辅助用药，需在医生明确诊断和药师指导下才能使用。

（5）炉甘石洗剂的使用方法和注意事项。①需遵医嘱用药，使用前应详细阅读药品说明书。②本品为淡红色混悬液，久置后会分层，用前需摇匀，适量局部涂抹，仅限外用，1日2～3次。重点是不能口服！③一般涂抹后无须清洗，或在使用半小时后用清水洗掉残留的白色粉末。使用时避免接触眼、口、鼻黏膜和毛发，皮肤破溃处不能使用。④用药部位如有烧灼感、红肿等情况应停药，并将局部药物清洗干净，及时咨询医生或药师。病情严重者应到专科医院就诊。⑤本品为混悬液，包装开封后在瓶口及瓶盖未受污染的情况下，可在室温下保存2个月，但使用前应检查药品外观，如果出现霉点、斑点、结块或气味变化，应妥善丢弃，不能再使用。⑥对本品所含成分过敏者慎用。⑦平时保持日常皮肤清洁干燥，勤换洗衣物，多饮水，外出做好防晒，注意清淡饮食等。⑧请将药品放到儿童接触不到的地方（阴凉干燥处）保存。

【参考文献】

[1] 刘慧，孙志强，王微．炉甘石临床应用研究进展 [J]．齐鲁药事，2010，29（8）：489-490.

[2] 葛如荣．氧化锌软膏与炉甘石洗剂治疗过敏性皮炎的效果比较 [J]．中国社区医师，2016，32（13）：64-65.

[3] 陆青学．炉甘石洗剂外涂治疗小儿手足口病皮疹的临床观察 [J]．蛇志，2019，31（1）：120-121.

[4] 蔡祖芳，许丰堂．炉甘石洗剂联合酮康唑片治疗皮肤真菌感染的临床效果 [J]．临床合理用药杂志，2022，15（8）：158-160.

49. 药物中毒居儿童中毒的首位，应该如何安全用药？

爸爸：药师，药师！我的宝宝一次吃了几片钙片，怎么办？对身体是否有影响？

妈妈：药师，药师！家里老人给孩子多喂药了，怎么办？要不要带去医院看医生？

如果您和您的家人遇到类似的问题，该怎么办呢？如何防范儿童误服药品？家庭药品的存储有何要求？家庭儿童用药需要注意些什么？请听药师一一讲解。

（1）家长在给孩子服药时，不要把"药"说成"糖果"，避免给孩子造成药品是糖果的错误印象。家长要正确引导孩子，药品不是"糖果"，不可以随意吃。家长应告诉孩子药品名称和用途，以及误服或多服的危害，增强孩子的危机意识。

（2）家庭药品存储原则是"高"和"远"。家里的化学溶剂和药品要拧紧瓶盖、包装好，放在孩子够不着的地方，尤其是服药后一定不要随手将药品放在桌面和柜子上，最好放入药箱或存放在有锁的柜子里。如孩子误服药物，家长切勿惊慌失措，更不要去指责打骂儿童，否则孩子哭闹更不利于说清事情真相。

家长要做的是，弄清孩子误服的是什么药、大概吃了多少、什么时候吃的，最重要的是带上孩子和误服的剩余药品及包装，及时到医院诊治。

（3）服用药品要严格遵循医嘱，不可凭经验给孩子用药，以免剂量错误。很多家长给孩子服药时都把孩子当成"缩小版成人"对待，按照"小儿酌减"的原则把成人药给孩子使用，用药靠掰、剂量靠猜。其实，儿童比成人对药物更加敏感，成人药不一定适用于儿童，因此，不要擅自将成人药给孩子服用。家长应该仔细阅读说明书，让孩子正确地服用药物。如果家里是老人给孩子服药，家长需写下服药剂量与时间，确保用药说明清晰而明显。

全球儿童安全组织发布的《2015儿童用药安全报告》显示，药物中毒是儿童中毒的首要原因，平均每3名就诊的中毒儿童中，就有2名是药物中毒；儿童自己误服药物是儿童药物中毒的首要原因，并呈上升趋势。儿童的健康成长，事关每个家庭的和谐幸福。儿童用药安全需要所有家庭成员共同参与。让我们一起为孩子们的健康保驾护航！

温馨提醒 各位家长在看护孩子时一定要做到"放手不放眼"，并将家中的药品安全收起来！

【参考文献】

[1] 杨奔，胡利华，邢梅，等．644例儿童误服药物特点分析 [J]．中国药房，2018，29（1）：3.
[2] 陆建华．儿童家庭安全用药现状分析与管理对策 [J]．中医药管理杂志，2019（20）：142–144.

50. 优生优育，需要保证足够的叶酸摄入

优生优育，你开始补叶酸了吗？备孕、怀孕，叶酸你补充对了吗？下面我们好好聊一聊叶酸。

（1）为什么要补充叶酸？叶酸是一种水溶性维生素，是人体细胞生长和繁殖所必需的物质。如果孕期缺乏叶酸，可导致胎儿神经管缺陷，还会增加流产、早产、死胎风险，以及增加巨幼细胞贫血、子痫前期等疾病发生的风险。因为叶酸在人体内不能合成，仅能从食物中摄取，而且孕期母体和胎儿生长发育对叶酸的需求量增加，所以仅靠食物补充，无法满足身体需求。因此，孕期必须补充叶酸。

（2）叶酸应该从什么时候开始补？建议育龄妇女从计划怀孕时或孕前3个月，就开始补充叶酸。如果未在孕前补充，突然发现怀孕了，也不必过分担忧，及时补上，做好定期产检。

正常情况下，人类的胚胎神经管在受孕后第21天开始闭合，第28天完成闭合口。如果在此期间母体内叶酸水平不足，易导致胎儿神经管缺陷。往往胚胎神经管开始闭合时，许多妇女并不知道自己已经受孕，而在得知受孕后再增补叶酸，

就有可能错过了预防神经管缺陷的最佳时机。所以，叶酸应从计划怀孕时就开始补充。

（3）叶酸要补充多长时间？对于预防神经管缺陷，叶酸至少要补充至妊娠满3个月。目前更多的建议推荐整个孕期，甚至哺乳期继续补充叶酸。可以咨询医生根据自身的具体情况给出妊娠3个月之后的补充建议。

（4）每天需要补充多大剂量？叶酸剂量需要个体化：①一般妇女，建议每天补充0.4～0.8mg，或服含叶酸的复合维生素。②既往生育过神经管缺陷儿的妇女建议每天补充不少于4mg，鉴于国内剂型原因，可选择每日补充5mg。

（5）男性需要一起补充叶酸吗？补充叶酸不仅仅是女性的专属需求，很多备孕期的男性也需要补充。男性在备孕期间适量补充叶酸，能够提高男性精子的质量、减少精子中染色体异常及畸形精子的概率，所以建议备孕期的男女一起适量补充。

（6）哪些食物富含叶酸呢？在补充叶酸制剂的同时，也建议备孕男女多食用富含叶酸的食物。富含叶酸的食物有绿叶蔬菜、豆制品、动物肝脏、瘦肉、蛋类等。

（7）叶酸吃少了不行，多吃可以吗？一般人群补充叶酸的有效安全剂量为每天0.4～1.0mg。长期大剂量（＞1.0mg/d）补充，可能增加某些癌症（如结直肠癌、前列腺癌）风险、掩盖维生素B_{12}缺乏的早期表现、加重神经系统退行性病变等，但特殊需补充的人群除外。

补充叶酸小口诀

补充叶酸非小事，做好评估来补充；

计划怀孕即可补，适当延长至哺乳；

剂量需要个体化，一般每日0.4～0.8mg；

男女一起共同补，多食富含叶酸物；

做好孕期全保健，生个健康小宝宝。

【参考文献】

[1] 漆洪波,杨慧霞.孕前和孕期保健指南(2018)[J].中华围产医学杂志,2018,21(03):145-152.

[2] 围受孕期增补叶酸预防神经管缺陷指南工作组.围受孕期增补叶酸预防神经管缺陷指南(2017)[J].中国生育健康杂志,2017,28(05):401-410.

[3] 中国医药教育协会临床合理用药专业委员会.中国临床合理补充叶酸多学科专家共识[J].中国医学前沿杂志(电子版),2020,12(11):19-37.

51. 孕妇患乙肝会传染给孩子吗？如何科学用药？

怀孕了，却感染上乙型肝炎病毒（HBV），会传染给孩子吗？还能吃药吗？要怎么治疗？别急，让我来一一为你解答：

（1）乙肝会传染给孩子吗？感染乙型肝炎病毒的孕妇，因 HBV 不会引起胎盘损伤，通常不能通过胎盘，所以真正的宫内感染非常罕见。分娩过程及产后，胎儿或新生儿暴露于母体的血液和其他体液中，病毒就可进入新生儿体内。新生儿出生后与母亲的亲密接触，也可导致传播。

（2）乙肝孕妇怎么办？建议在计划妊娠前，或发现怀孕后的孕早期，均应进行乙肝筛查。新生儿出生后应尽快注射乙肝免疫球蛋白和乙肝疫苗，可预防母婴传播。孕妇高病毒水平是 HBV 母婴传播的主要危险因素，这时 HBV 的 DNA 水平 $\geqslant 2 \times 10^5$ IU/mL 或 HBeAg 阳性。

为阻断母婴传播，可根据情况启动抗病毒治疗：① HBV 的 DNA 水平 $\geqslant 2 \times 10^5$ IU/mL，可于妊娠 28 周启动抗病毒治疗。②若 HBV 的 DNA 水平 $< 2 \times 10^5$ IU/mL，母婴传播的风险低，一般对新生儿接种乙肝疫苗 + 乙肝免疫球蛋白即可预防，不需要抗病毒干预。③若无条件检测出 HBV 的 DNA 定量，可用 HBeAg 作为其替代指标，以 HBeAg 阳性作为口服抗病毒药物的指征。

（3）应该吃什么药抗乙型肝炎病毒？目前用于抗乙肝病毒治疗的药物有替诺福韦酯、替比夫定、拉米夫定、恩替卡韦和阿德福韦酯等。计划妊娠的妇女应避免使用恩替卡韦和阿德福韦酯，因其对胎儿存在潜在的严重不良影响或致畸作用；对已经使用恩替卡韦或阿德福韦酯者，建议在妊娠前换为替诺福韦酯。

抗病毒药物需要长期使用，不建议使用易产生耐药的拉米夫定和替比夫定；已使用拉米夫定或替比夫定者，最好换为替诺福韦酯。孕妇有肾功能损害或骨质疏松时，可选用替比夫定或拉米夫定。

（4）从什么时候开始服药？妊娠 28 ~ 32 周开始服用抗乙肝病毒药物，同时新生儿应联合免疫预防，几乎能完全阻断母婴传播。推荐高病毒载量孕妇从妊娠 28 ~ 32 周开始服用抗病毒药物，不推荐在妊娠 28 周前开始用药。

（5）吃药会对宝宝有影响吗？妊娠期服用替诺福韦酯或拉米夫定均可通过胎盘，替比夫定尚未见相关报道。有关妊娠期使用这些药物的数据表明，服用这些药物的孕妇，其婴儿的出生缺陷发生率较低。

（6）HBV 感染的妈妈可以母乳喂养吗？虽然 HBsAg 阳性孕妇的乳汁存在病毒，但对已进行免疫预防的婴儿，母乳喂养不会增加额外的 HBV 母婴传播风险。

【参考文献】

[1] 中华医学会妇产科学分会产科学组，中华医学会围产医学分会，北京大学第一医院妇产科 . 乙型肝炎病毒母婴传播预防临床指南（2020）[J]. 中华围产医学杂志，2020，23（05）：289-298.

[2] 中国肝炎防治基金会，中华医学会感染病学分会，中华医学会肝病学分会 . 阻断乙型肝炎病毒母婴传播临床管理流程（2021 年）[J]. 中华肝脏病杂志，2021，29（04）：313-318.

[3] 乙肝与妊娠 [DB/OL]. UpToDate 临床顾问 .

[4] 妊娠期抗逆转录病毒药物的安全性和给药方案 [DB/OL]. UpToDate 临床顾问 .

52. 妊娠期和哺乳期如何防治流感?

在春冬季节,流行性感冒(以下简称流感)席卷而来,怀孕和哺乳的妈妈也难免被传染。那么,流感来了,妊娠期和哺乳期妈妈该怎么避免流感?孕妇得了流感怎么办?哪些药可以吃?吃药还能给孩子哺乳吗?药师现在来给你解答。

(1)如何避免流感?当然是以预防为主。流感主要由打喷嚏和咳嗽等飞沫传播,也可通过口腔、眼睛等黏膜直接或间接接触传播,接触共用物品也可能引起传播。正确的预防知识:避免到人群聚集、密闭的场所,戴口罩,常洗手;家人得了流感,除以上措施,还应采取适当的隔离措施,对所用物品消毒。

(2)怎么知道自己是不是得了流感?有这些症状,可初步判定为流感:发热或体温超过39℃,出现鼻塞流涕、咳嗽咯痰、气促胸闷等,还可有腹痛、阴道流血等。

(3)得了流感怎么办?妊娠或产后2周健康女性为重症病例高危人群,应尽早给予奥司他韦抗病毒治疗,改善流感症状。不能捂汗,可物理降温,多喝温开水。在抗病毒的基础上,可酌情加用改善流感高热症状的退热药;需注意怀孕32周以后不要用布洛芬退热,可使用对乙酰氨基酚。

严重咳嗽时可予以止咳祛痰药物,但由于缺乏对孕妇充分严格的对照研究,目前对于咳嗽尚未有确切、安全的镇咳祛痰药。对于重度流感,使用右美沙芬止咳,或用乙酰半胱氨酸或氨溴索口服祛痰(妊娠3个月以后),治疗获益大于未知的风险。还应该密切关注病情变化,及时就医。

(4)怀孕时使用奥司他韦对宝宝安全吗?妊娠期使用奥司他韦是安全的,药品上市后的临床数据显示妊娠期使用该药对妊娠、胚胎或产后发育没有不良影响。由于妊娠期流感病毒感染是一种高风险疾病,用药对母亲的益处远远大于对胚胎或胎儿的未知风险。在妊娠早期使用时要定期产检,通过B超检查确定胎儿发育正常即可。

（5）得了流感还能母乳喂养吗？哺乳的疑似或确诊流感患者，由于母乳对婴儿免疫系统的好处，无论是否接受奥司他韦抗病毒治疗，都建议进行母乳喂养。暂时隔离期间，对想要哺乳的确诊或疑似流感病毒感染的母亲，鼓励其挤奶，并由健康照料者用奶瓶给新生儿喂母乳。

【参考文献】

[1] Denise J,Jamieson MD,Sonja A,等 . 季节性流感和妊娠[DB/OL]. UpToDate 临床顾问 .

[2] Kimon C，Zachary MD. 抗流感病毒药物的药理学 [DB/OL]. UpToDate 临床顾问 .

[3] 中国医师协会急诊医师分会，中华医学会急诊医学分会，中国人民解放军急救医学专业委员会，等 . 中国成人流行性感冒诊疗规范急诊专家共识 [J]. 中国急诊医学杂志，2019（10）：1204-1217.

53. 哺乳期妈妈可以用抗菌药物吗？

（1）注意抗菌药物转运到乳汁的程度。哺乳期患者在使用抗菌药物后，许多药物都可以通过乳汁分泌，但因人体内存在一个生理过滤系统，通常母乳中药物含量不高，不会超过哺乳期患者每日用药量的 1%。

但也有少数药物在乳汁中含量较高，如氟喹诺酮类、四环素类、大环内酯类、磺胺甲噁唑、氯霉素、甲氧苄啶、甲硝唑等。青霉素、头孢菌素等 β - 内酰胺类及氨基糖苷类抗菌药在乳汁中的含量低。

（2）乳汁中含抗菌药对乳儿有什么影响？无论乳汁中药物浓度如何，均存在对乳儿潜在的影响，并可能出现不良反应，如氨基糖苷类可导致乳儿听力减退、氯霉素可导致乳儿骨髓抑制、磺胺甲噁唑等可导致核黄疸和溶血性贫血、四环素类可导致乳齿黄染、青霉素类可导致过敏反应等。因此，重要的是咨询医师和药师如何用药，并遵医嘱。

（3）哺乳期妈妈使用抗菌药物后还应该哺乳吗？由于大多数抗菌药物都可进入乳汁中，所以一般情况下，哺乳期妈妈使用抗菌药物时建议暂停哺乳，改为人工喂养。有一些抗菌药物尽管可以进入乳汁，但是进入的量很少，且尚未发现对新生儿或婴儿有不良影响，这时可以考虑继续哺乳。但为了尽可能避免对新生儿或婴儿产生影响，建议在用药前哺乳，并适当延迟下次哺乳时间，以避开药物浓度的高峰期，而且需要密切注意新生儿或婴儿表现，如出现腹泻、皮疹等症状需暂停母乳喂养。

哺乳期妈妈如果因病情需要使用以下药物，则建议暂时停止哺乳：氨基糖苷类药物，如链霉素、阿米卡星、庆大霉素等；喹诺酮类药物，如诺氟沙星、左氧氟沙星、莫西沙星等；四环素类药物，如四环素、多西环素、米诺环素等；以及氯霉素、磺胺药等。建议不要自行随意用药，也不要随意更改剂量。

（4）保持合理的生活方式。哺乳期妈妈要保持心情愉悦、睡眠充足并适度运动，注意预防感染。

【参考文献】

[1] 国家卫生计生委，国家中医药管理局，解放军总后勤部卫生部药品器材局. 抗菌药物临床应用指导原则（2015年版）[S]. 2015-7-24.

[2] 戈晓芹. 妊娠及哺乳期孕产妇用药指导保证抗菌药物使用合理性 [J]. 医学食疗与健康，2019（15）：69-70.

[3] 中国营养学会膳食指南修订专家委员会妇幼人群指南修订专家工作组. 哺乳期妇女膳食指南 [J]. 临床儿科杂志，2016，34（12）：958-960.

[4] 张力，刘兴会. 抗菌药物在妊娠及哺乳期的合理应用 [J]. 中国实用妇科与产科杂志，2008（06）：407-409.

54. 预防宫颈癌，你应该了解关于 HPV 疫苗的小知识

你了解什么是 HPV（human papilloma virus）吗？它是怎么传播使人感染的？接种 HPV 疫苗有效吗？二、四、九价有什么区别？下面我们一起来了解关于 HPV 疫苗的小知识。

（1）HPV 是什么。HPV 就是人们常说的人乳头瘤病毒，它是双链 DNA 病毒，可引起人体皮肤黏膜上皮增生。目前已确定的 HPV 型别有 200 余种，根据有无致癌性，将 HPV 分为高危型和低危型（表 18），其中以 HPV16、18 诱发癌变的风险最高。

表 18　　高危型和低危型 HPV

类型	HPV 型别
高危型	HPV 16、18、31、33、35、39、45、51、52、56、58、59、68
中危型	HPV 26、53、66、73、82

（2）HPV 的感染途径。主要有性传播、母婴传播（阴道分娩时口、鼻黏膜接触）、皮肤黏膜接触。

（3）感染 HPV 的症状。单纯的 HPV 感染一般不会出现临床症状，在引起生殖器疣或者宫颈、外阴、阴道病变时，才会出现相关症状。比如外阴出现菜花样肿物、阴道出现水样或米汤样分泌物、接触性阴道出血、异常白带（如血性白带、白带增多）、不规则阴道出血或绝经后阴道出血以及腰、腹坠痛等。

（4）感染了 HPV 是否一定会得子宫颈癌？感染了 HPV 不一定会得宫颈癌，但 100% 的宫颈癌、88% 的肛门癌等肿瘤，与高危型 HPV 持续感染有关。低危型 HPV 感染可引起生殖器疣等良性病变。据统计，我国 80% 以上女性一生中至少有过 1 次 HPV 感染，90% 以上的 HPV 感染可在 2 年内自然清除，仅不足 1% 的患者发展至宫颈癌前病变和宫颈癌。

（5）接种 HPV 疫苗的作用。这是预防 HPV 感染及相关疾病的有效方法，疫苗安全性良好，不良反应类似其他疫苗。接种后，疫苗可使机体产生抗体与病毒抗原结合，从而防止 HPV 感染。研究表明，HPV 疫苗在预防 HPV 各型别相关疾病中有 87.3% ~ 100.0% 保护效力。

（6）二价、四价、九价疫苗的区别。我国现有 4 种 HPV 疫苗：国产二价 HPV 疫苗（大肠杆菌）、二价 HPV 吸附疫苗、四价和九价疫苗。①二价疫苗，适用于 HPV16、18 型，接种年龄为 9 ~ 45 岁。国产疫苗第二针与第一针间隔 1 个月，第三针与第二针间隔 5 个月，9 ~ 14 岁人群接种 2 剂；英国疫苗第二针与第一针间隔 1 个月，第三针与第二针间隔 5 个月。②四价疫苗，适于 HPV6、11、16、18 型，接种年龄 9 ~ 45 岁。美国疫苗第二针与第一针间隔 2 个月，第三针与第二针间隔 4 个月。③九价疫苗，适用于 HPV6、11、16、18、31、33、45、52 及 58 型，美国疫苗第二针与第一针间隔 2 个月，第三针与第二针间隔 4 个月。

优先推荐 9 ~ 26 岁女性接种 HPV 疫苗，特别是 17 岁之前的女性，同时推荐 27 ~ 45 岁有条件的女性接种 HPV 疫苗。

（7）特殊人群 HPV 疫苗接种建议。①妊娠期、哺乳期女性：不推荐预防性接种 HPV 疫苗，建议近期准备妊娠者推迟至哺乳期后再行接种。若接种后意外妊娠，应停止未完成剂次的接种；已完成接种者无须干预。②高危生活方式者：优先推荐接种，包括性生活过早、多性伴、多孕、多产、吸烟、长期口服避孕药、患性传播疾病等人群。③免疫功能低下者：推荐接种，包括 HIV 感染者，自身免疫炎性风湿病、桥本甲状腺炎等自身免疫性疾病患者，以及肥胖者、糖尿病患者。

（8）已感染或既往感染者是否可以接种？无论是否存在 HPV 感染或细胞学异常，对适龄女性均推荐接种 HPV 疫苗（接种之前无须常规行细胞学及 HPV 检测）。

（9）接种 HPV 疫苗后是否一定能避免相关疾病？HPV 疫苗接种是针对宫颈癌病因预防的有效措施，但不能治疗已经感染的 HPV 及相关疾病，也不能预防所有

HPV 型别感染，不能确定是否具有终生保护效力。HPV 疫苗所含型别有限，即使接种了 HPV 疫苗，机体仍处于对非疫苗型别 HPV 的感染风险中。因此，接种 HPV 疫苗后仍需继续进行宫颈癌筛查。

【参考文献】

[1] 李双，李明珠，丛青，等 . 人乳头瘤病毒疫苗临床应用中国专家共识 [J]. 中国医学前沿杂志（电子版），2021，13（02）：1-12.

[2] 国家卫生计生委 . 宫颈癌及癌前病变规范化诊疗指南（试行）[J] 中国医学前沿杂志（电子版），2013，5（8）：40-49.

[3] 中华预防医学会疫苗与免疫分会 . 子宫颈癌等人乳头瘤病毒相关疾病免疫预防专家共识 [J]. 中华预防医学杂志，2019，53（8）：761-803.

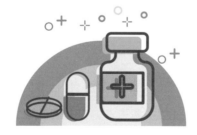

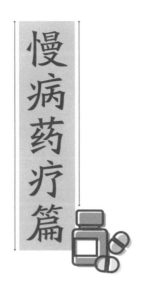

慢病药疗篇

55. 高血压用药的 8 大误区

高血压是临床常见的慢性病之一，但高血压患者往往存在一些降压误区，应加以避免。高血压用药主要有以下 8 大误区：

（1）诊断概念不清，以为老年人血压高没关系。误以为随着年龄的增长，血压增高是一种正常生理现象，认为年龄越大，高血压的诊断标准越宽松。事实上，虽然老年人的降压目标值稍微宽松，但高血压的诊断标准并无年龄划分。①诊室血压：在未服用降压药的情况下，非同日 3 次测量上肢血压，收缩压 ≥ 140mmHg 和（或）舒张压 ≥ 90mmHg，可诊断为高血压。②家庭自测血压：连续监测 5 ~ 7 天，平均血压 ≥ 135/85mmHg，可诊断为高血压。

患了高血压，就需要按一定目标值降压。单纯高血压患者降压目标值见表 19。高血压合并其他疾病（糖尿病、慢性肾脏病、冠心病、心力衰竭、心房颤动）血压应降至 < 130/80mmHg。

表 19　　成年单纯高血压患者降压目标值

年龄（岁）	降压目标值
＜ 65	降至＜ 140/90mmHg，能耐受者可进一步降至＜ 130/80mmHg
65 ～ 79	降至＜ 140/90mmHg，如能耐受，还可进一步降低
≥ 80	降至＜ 150/90mmHg

（2）无症状不吃药。很多患者认为高血压只要没有症状，就没有危害，就不用吃降压药。其实多数高血压是无"感觉"的，甚至发生了脑出血才有"感觉"。但是等有"感觉"出现再进行控制，可能已经错过了降压的最佳时机。

正确做法：只要血压升高，具备用药指征，即使没有症状都应服药。

（3）吃药过早会成瘾、耐药。很多年轻患者被诊断为高血压后，不愿意服药，担心吃药过早会成瘾或产生耐药。其实降压药不会产生成瘾或耐药，而是随着年龄增长，因身体衰老等因素，高血压病情会逐渐进展，原有的用药剂量可能无法有效控制血压，因此就需要在医师指导下调整用药量。

正确做法：血压控制得越早，就能越早保护血管，预防并发症的发生。

（4）血压降得越快、越低就越好。血压下降过快、过低，容易发生晕倒、脑中风等事件，尤其老年人更是如此。

正确做法：除高血压危象、主动脉夹层等需快速降压，一般降压治疗需缓慢、平稳，建议用药后 4 ～ 12 周达到目标值。

（5）血压正常就停药。有些患者服药后血压降至正常，就认为高血压已治愈而自行停药。大多数高血压不能治愈，只能控制。停药以后血压会再次升高，血压如波动过大，对心、脑、肾等器官的损害更严重。

正确做法：在血压受控、长期达标后，可在医生指导下逐渐减少药物剂量和种类，而不能自行停药。

（6）频繁更换降压药物。有些患者见别人服降压药有效，就自行频繁更换同样的降压药品种，但降压药的选择需要个体化，且大多数长效降压药需要连续服用 2 ～ 4

周才能充分发挥降压效果，达到最大疗效。

正确做法：遵医嘱，勿自行频繁更换降压药品种，应服药一段时间后再评估降压效果。

（7）迷信保健品、保健器具的降压作用。有些患者存在害怕西药不良反应的心理，选择相信某些保健品、保健器具的"降压疗效"，以代替降压药。

正确做法：保健品、降压器具大多不具备明确的降压作用，不能用来替代降压药。

（8）单纯依靠药物，忽视改善生活方式。有些患者认为，患了高血压以后只要服药就行，无须改变不良生活方式。其实药物治疗需建立在健康生活方式的基础上，两者缺一不可。

正确做法：合理用药，限钠补钾，合理膳食，控制体重，定期有氧锻炼，忌烟限酒。

降压小口诀

注重预防，早期诊断；

规范治疗，生活干预；

越早降压，越早获益；

长期降压，长期获益。

【参考文献】

[1] 国家卫生健康委员会疾病预防控制局. 中国高血压健康管理规范（2019）[J]. 中华心血管病杂志，2020，48（1）：10–46.

[2] 高血压联盟. 2014 年中国高血压患者教育指南 [J]. 中国循环杂志，2014，11（29）：131–140.

56. 关键时刻，硝酸甘油怎么用

据《中国心血管健康与疾病报告 2020》指出，我国心血管疾病的患病率处于持续上升阶段。在这类疾患中，冠心病患者约有 1139 万。对于有明确冠心病史的患者而言，当发生心绞痛时，就应当立即服用硝酸甘油。但是，在关键时刻，你知道怎样正确服用硝酸甘油吗？

（1）正确的服用方法。坐姿舌下含服 1 片硝酸甘油，观察 5 分钟，含服后 1 ~ 3 分钟症状完全缓解，证明有效。若 5 分钟后症状未缓解，应再含服 1 次，继续观察 5 分钟。重复 3 次仍无效或症状持续加重，应停止服药，并迅速拨打 120 急救电话。拨打急救电话后，切勿自行下楼梯、自行驾车，安静在家等待急救人员到达。切记，严重低血压患者禁用硝酸甘油。

（2）服用硝酸甘油须知。头痛、面部潮红、口干、眩晕、直立性低血压和反射性心动过速，这些都是硝酸甘油的不良反应。所以，服用硝酸甘油时最好选择坐姿。硝酸甘油可显著降低血压，站着可能会因脑供血不足而引起昏厥。硝酸甘油怕热、怕光易分解，应放包内随身携带，但不要贴身保存。平时可在避光、阴凉处密封保存。开封后有效期最多 6 个月，未开封药品则按原包装有效期存放，注意有效期并及时更换药品。

57. "和时间赛跑"，速、短、中、长、超长效胰岛素

"和时间赛跑"的"亚洲飞人"苏炳添，让中国速度再次震撼世界。胰岛素也跟时间有关系，下面我们就来聊跑步、识胰岛素。大家熟知跑步有很多种，根据距离长短分为短跑、中长跑、长跑，按速度分为慢跑、变速跑、全速跑，而胰岛素根据作用时间快慢，分为速效、短效、中效、长效、超长效胰岛素。

（1）短跑运动"飞人"与速效胰岛素。被誉为"亚洲飞人"的苏炳添是短跑运动员中的佼佼者，速度"飞快"。速效胰岛素与其类似，其起效比短效胰岛素更快（10～15分钟），三餐前即刻注射或15分钟以内皮下注射，可更好地控制餐后血糖。其"到达终点"时间更短，4～6小时的持续时间使低血糖发生率更低。

这类胰岛素包括：门冬胰岛素、赖脯胰岛素、谷赖胰岛素。

（2）短跑运动员与短效胰岛素。短跑是加速运动，注重肌肉的爆发力，快速起步，在最短时间内全速冲刺到达终点。短效胰岛素就类似短跑运动员，特点是"快"，餐前30分钟内皮下注射后快速起效（15分钟～1小时），可有效控制餐后血糖。选择腹部注射可让药物吸收得更快。其可快速"到达终点"，有较短的持续时间（5～8小时）避免病人出现低血糖。

这类胰岛素包括：胰岛素注射液、生物合成或重组人胰岛素注射液（如诺和灵 R、优泌林 R 和甘舒霖 R）。

识别小技巧：药名中含字母 R（英文 rapid 首字母），代表短效胰岛素。

（3）中长跑运动员与中效胰岛素。中长跑运动是耐久力项目，主要依赖肌肉耐力。其与短跑的区别在于，中长跑相对速度慢、时间长。中效胰岛素类似中长跑运动员，起效时间比短效胰岛素慢（2.5～3小时），一般睡前1次或晨起＋睡前2次皮下注射，选择大腿和臀部注射可以减缓药物吸收速度，可避免因吸收过快而出现低血糖。其持续的时间更长（13～16小时），可平稳控制空腹血糖。

这类胰岛素包括：精蛋白重组人胰岛素（甘舒霖 N、重和林 N、诺和灵 N）。

识别小技巧：药名中"精蛋白"三个字及字母 N（中性鱼精蛋白锌英文缩写 NPH 首字母）代表中效胰岛素。

小知识 中效胰岛素也称中性鱼精蛋白锌胰岛素（NPH），为人胰岛素锌晶体与鱼精蛋白的结合物，皮下注射以后缓慢地解离胰岛素，从而达到持续释放胰岛素、延长作用时间的效果。

（4）马拉松长跑运动员与长效和超长效胰岛素。超长比赛距离（5公里起）的马拉松比赛，极大地考验着运动员耐力。长效和超长效胰岛素类似马拉松长跑运动员，起效速度比较慢（3 ~ 4 小时），平稳释放，低血糖事件发生风险低。其持续时间更长（20 小时以上），每天 1 次注射可以有效控制空腹血糖。

这类胰岛素包括：甘精胰岛素、地特胰岛素、德谷胰岛素。

小知识　速效和短效胰岛素都是餐前注射，用于控制餐后血糖，也叫餐时胰岛素。中长效胰岛素模拟在生理非进食状态下，胰岛 β 细胞持续分泌胰岛素，因此被称为基础胰岛素。餐时胰岛素和睡前及早餐前注射长效胰岛素的基础 – 餐时胰岛素治疗模式，最接近胰岛素生理性分泌，可在维持更好控制血糖前提下，进一步减少低血糖发生的风险。

（5）预混胰岛素综合长跑、短跑运动员的特点。预混胰岛素是中效和短效（或速效）胰岛素的混合物，所以兼有长跑和短跑运动员的共同特点，既快又持久。起效时间 15 ~ 30 分钟，持续时间 10 ~ 24 小时，每天 2 ~ 3 次餐前注射，能有效控制餐后和空腹血糖。

识别小技巧：预混胰岛素药名中有数字或数字 + 字母（70/30、25R、30R、50R），数字表示中效与短效（或速效）胰岛素的比例。

从"亚洲飞人"、短跑、长跑、马拉松，到速效、短效、中效、长效、超长效胰岛素，通过聊跑步运动识胰岛素，你都记住了吗。

【参考文献】

[1] 中华医学会糖尿病学分会 . 中国 2 型糖尿病防治指南（2020 年版）[J]. 中华糖尿病杂志，2021，13（4）：315-409.

[2] 中华糖尿病杂志指南与共识编写委员会 . 中国糖尿病药物注射技术指南（2016 年版）[J]. 中华糖尿病杂志，2017，9（2）：79-105.

[3] 中华医学会糖尿病学分会神经病变学组 . 基础胰岛素临床应用常见问题指导建议：三十三问 [J]. 中华糖尿病杂志，2020，12（5）：289-296.

[4] 中华医学会糖尿病学分会. 中国 1 型糖尿病胰岛素治疗指南 [J]. 中华糖尿病杂志，2016，8（10）：591-597.

58. 降糖的"肽"多了怎么选择?

司美格鲁肽大家可能比较熟悉，但除了司美格鲁肽，还有度拉糖肽、贝那鲁肽、利拉鲁肽、洛塞那肽、利司那肽、艾塞那肽……好多"肽"！"肽"多了怎么选？药师教你轻松了解"肽"，合理用"肽"！

（1）司美格鲁肽是什么药？司美格鲁肽其实是一款新型的降糖药物，通过激活胰高血糖素样肽 -1 受体，抑制有升血糖作用的胰高血糖素释放，刺激有降血糖作用的胰岛素分泌，增加葡萄糖的摄取利用，抑制糖原生成，从而发挥降糖作用。除了司美格鲁肽，目前，我国已获批准上市的这类药物还有度拉糖肽、贝那鲁肽、利拉鲁肽、洛塞那肽、利司那肽、艾塞那肽长效和普通制剂。它们名字中都有个"肽"，我们就叫他们"肽"家族。

（2）"肽"家族药物治疗 2 型糖尿病，有什么优势呢？"肽"家族药物降血糖作用更佳，低血糖发生率更低。部分"肽"家族药物还有确切的心血管保护作用，患者可综合获益。

（3）"肽"家族药物这么多，他们各自都有什么特点呢？不同"肽"家族药物临床治疗方案、心血管获益、减重效果各不同：度拉糖肽、洛塞那肽可以单药治疗成人 2 型糖尿病，其他"肽"家族药物则需要联用二甲双胍或其他降糖药。利拉鲁肽、度拉糖肽和司美格鲁肽具有心血管保护作用，减重效果最好的则是司美格鲁肽。

（4）"肽"家族药物有什么使用禁忌呢？三类人群禁用：①对这类药品过敏者。②有甲状腺髓样癌病史或家族史者。③多发性内分泌腺瘤病 2 型患者。

（5）"肽"家族药物怎么用呢？肽家族药物目前在国内只有注射剂，皮下注射给药，不能肌肉或静脉注射。国外有司美格鲁肽片剂，可口服给药。药物不同，给药频次也不同。周制剂 1 周使用 1 次，包括司美格鲁肽、度拉糖肽、洛塞那肽和艾塞那肽微球；日制剂每天用 1 次，有利拉鲁肽和利司那肽；还有每天 2 次注射的艾塞那肽和每天 3 次注射的贝那鲁肽。

（6）"肽"家族药物要用多长时间？药物总体安全性良好，具体使用时间因人而异，要综合考虑患者的血糖、体重、并发症、经济承受能力、接受注射治疗的意愿等。

（7）用药后会有什么不舒服吗？部分人会有恶心、呕吐、腹泻、便秘等胃肠道反应，一般随着治疗时间的延长，可逐渐减轻。如果出现持续性腹痛要及时就医。

59. 降糖药服用时间、方式都有讲究，你用对了吗?

现在口服降糖药种类越来越多，在平时的用药咨询工作中，经常有患者问："这个降糖药是饭前吃还是饭后吃呢？"药师现在来为你解答。

目前临床上常用的降糖药有以下 6 类，由于作用机制不同，服药时间也有所不同，只有在正确的时间服用，药物才能更好地发挥疗效以控制血糖。

（1）α-糖苷酶抑制剂。①代表药物：阿卡波糖。②作用机制：抑制小肠中的 α-葡萄糖苷酶，使淀粉类分解为葡萄糖的速度减慢，从而降低餐后血糖。③建议服用时间：餐前即刻吞服，或与第一口食物一起嚼碎服用。

（2）促胰岛素分泌类。又分为磺脲类和格列奈类。

磺脲类。①代表药物：格列齐特、格列美脲。②作用机制：刺激胰岛细胞释放胰岛素从而降低血糖。③建议服用时间：早餐前立即服用，如未吃早餐，则于第 1 次正餐前立即服用。

格列奈类。①代表药物：瑞格列奈。②作用机制：和磺胺类相似，刺激胰岛细胞释放胰岛素。③建议服用时间：通常餐前 15 分钟内服用，服药时间也可掌握在餐前 0 ~ 30 分钟内。

（3）双胍类。①代表药物：盐酸二甲双胍。②作用机制：促进周围组织的细胞

（肌肉等）利用葡萄糖，同时减少肝脏葡萄糖的输出。③建议服用时间：这类药物对胃肠道有刺激，应随餐服用或进餐后立即服用。若是肠溶片或肠溶胶囊则在餐前30分钟服用。

（4）噻唑烷二酮类。①代表药物：罗格列酮、吡格列酮。②作用机制：提高外周组织和肝脏对胰岛素的敏感性，减弱胰岛素抵抗，改善糖代谢使血糖下降。③建议服药时间：服药时间不受食物影响，在空腹或进餐时服用都可以。

（5）二肽基肽酶-Ⅳ抑制药。①代表药物：西格列汀、沙格列汀。②作用机制：人体肠道会分泌一种激素叫肠促胰素，肠促胰素可以促进胰岛素分泌，但肠促胰素会被一种叫二肽基肽酶的酶分解掉而失效。这类药物通过抑制二肽基肽酶的活性，减少肠促胰素的分解，从而刺激胰岛素的分泌而达到降糖目的。③建议服药时间：不受进餐影响，餐前餐后均可，每天1次。建议清晨服用，或选择一个自己觉得合适的固定时间服用。

（6）钠葡萄糖协同转运蛋白2抑制剂。①代表药物：达格列净。②作用机制：抑制肾小管对葡萄糖的重吸收，促使葡萄糖从尿液排出。③建议服药时间：不受进餐影响，餐前餐后均可，每天1次。建议清晨服用，或选择一个自己觉得合适的固定时间服用。

糖尿病治疗是一个长期的过程，糖友们除了要正确、规律地用药外，平时还要注意监测血糖，按期复查，并且合理安排日常起居，合理膳食，规律运动。健康的生活方式和愉悦的身心更有利于治疗。

【参考文献】

[1] 陈守奎. 常用口服降糖药分类及评价 [J]. 医药导报，2016（35）：79-81.

[2] 卓苏铵. 口服降糖药的应用原则及其治疗进展 [J]. 中外医疗，2011（11）：186.

[3] 林宇星，冯淑玲. 正确把握口服降糖药服用"时间窗" [J]. 海峡药学，2009，21（8）：156-157.

60. 如何保存胰岛素？

胰岛素是人体胰岛细胞分泌的一种蛋白质类激素，温度过低或者过高，都会使蛋白质变性，所以保存胰岛素对于温度要求比较严格。

胰岛素怕冷、怕热、怕晒，还怕晃。未开封的胰岛素应在冰箱冷藏室中2℃～8℃保存，切记不要冷冻，冷冻会使胰岛素变性从而失效，即使解冻后的胰岛素也不能再使用，也不要贴着冰箱内壁放置，贴壁会有导致胰岛素结冰的风险。

开封后的胰岛素应在室温（不超过25℃）下避光保存，在此条件下可存放4周；开封后还应标注开封日期以防过期；如室温超过30℃，建议用保温杯或保温箱保存。

一定不要把胰岛素放在高温环境中，如受到阳光直射的窗台，或者是能够产生热量的电脑、电视机、电饭锅等附近。外出时，胰岛素最好使用保温箱或者保温杯随身携带，携带过程中应尽量避免震荡。

【参考文献】

[1] 李朝霞. 糖尿病人居家注射胰岛素的注意事项 [J]. 中外医疗，2010，29（16）：145.

[2] 陈凤笑. 林红霞. 胰岛素注射液开启后在临床保存的护理观察 [J]. 实用糖尿病杂志，2012，10（5）：29-30.

61. 关爱老年人，预防和治疗骨质疏松

驼背、骨折、骨痛，上了年纪后，怎么会出现这些症状？这就需要注意啦，隐藏在这些症状背后的"杀手"可能就是老年人骨质疏松症。那么，骨质疏松应服用何种药物？注意事项有哪些？

（1）什么是骨质疏松？骨质疏松症是一种以骨量减少、骨组织微结构损坏，导致骨脆性增加、易发生骨折为特征的全身性骨病。人口老龄化已成为全球趋势，据统计骨质疏松症已成为危害老年人健康的重大慢性病之一。

（2）引起老年人骨质疏松症的原因有哪些？主要原因有日晒不足、运动过少、饮食不科学、疾病和药物的影响等。

（3）如何预防与治疗老年骨质疏松症？首先要养成良好的生活习惯，注意适量运动及科学膳食、充足日晒等，还需防止跌倒，日常注意心理疏导。常用的抗骨质疏松药物包括骨矿化促进药和骨吸收抑制药。

骨矿化促进药：①钙剂，50岁及以上老年人推荐摄入量为1000～1200mg/d（50～70岁男性，1000mg/d；≥51岁女性以及≥71岁的男性，1200mg/d）。②维生素D，65岁及以上老年人推荐维生素D摄入量为600IU/d。用于治疗骨质疏松症时，维生素D的剂量可为800～1200IU/d，可耐受的最高摄入量为2000IU/d。③活性维生素D（1α，25-（OH）$_2$D$_3$）及其类似物，适用于老年人、肾功能减退以及1α羟化酶缺乏或者减少的患者。活性维生素D在体内的最基本作用是调节血浆钙、磷水平，具有降低骨折风险、减少跌倒、提高骨密度的作用。1α羟化酶可在肾脏内将25-（OH）D$_3$转变为活性维生素D。

对于所有患者，摄入足够的钙和维生素D至关重要。同时，高尿酸血症患者补钙时应多饮水、多运动，防止肾结石形成。

检查建议：长期或大剂量使用钙剂和（或）维生素D、活性维生素D时，应定期监测血钙及尿钙水平。推荐所有患者在每次给药前、治疗期间，对钙水平进行临床监测。

骨吸收抑制药：①双磷酸盐，口服制剂阿仑膦酸钠可对上消化道黏膜产生局部刺激，服用不当容易导致食管炎、食管溃疡等不良反应。应该注意必须在第一次进食或应用其他药物治疗之前至少半小时，用1满杯温水（≥200mL）吞服药物，避免咀嚼或吮吸。患者服药后必须保持上身直立，30分钟内不能躺卧。对伴有危险因素（如肿瘤、化疗、抗血管生成药物、皮质激素治疗、口腔卫生状况差）的患者用双磷酸盐进行治疗前，应考虑进行口腔检查并采取适当的预防措施。接受唑来膦酸治疗期间，需保持口腔卫生，定期做牙科检查，如有任何口腔病症，立刻报告医生。②降钙素，不仅可以减少骨量丢失并增加骨量，还可以明显缓解因骨质疏松及其骨折引起的骨痛，连续使用时间一般不超过3个月。③雌激素类，如雌二醇，适用于女性骨质疏松症的治疗。建议小剂量治疗，坚持定期（每年）随访和安全性检测（尤其是乳腺和子宫），每年进行利弊评估。④选择性雌激素受体调节剂，主要有三种，分别为雷洛昔芬、特立帕肽和地舒单抗。雷洛昔芬，适用于绝经后女性骨质疏松症治疗，与深静脉血栓和肺栓塞的风险升高相关，用药前应严格评估患者血栓形成风险，以明确是否用药。特立帕肽，适用于骨折高风险的绝经后妇女骨质疏松症的治疗，而且患者终身仅可接受1次为期24个月的治疗。地舒单抗，适用于骨折高风险的绝经后妇女的骨质疏松症。

检查建议：双磷酸盐药物治疗骨质疏松期间，建议定期（停药开始第1年每6个月1次，此后每年1次）检测骨密度，每6个月检测骨转换标记物。

老年人骨质疏松症的个体化预防与治疗非常重要，患者需要根据医生或药师的指导，正确预防与治疗骨质疏松症。

【参考文献】

[1] 中国老年学和老年医学学会骨质疏松分会. 中国老年骨质疏松症诊疗指南（2018）[J]. 中国骨质疏松杂志，2018，24（12）：1541-1567.

[2] 中国健康促进基金会基层医疗机构骨质疏松症诊断与治疗专家共识委员会. 基层医疗机构骨质疏松症诊断和治疗专家共识（2021）[J]. 中国骨质疏松杂志，2021，27（7）：937-944.

[3] 中华医学会骨质疏松和骨矿盐疾病分会. 原发性骨质疏松症诊疗指南（2017）[J]. 中华内分泌代谢杂志，2017，33（10）：890-913.

[4] 中华医学会全科医学分会. 原发性骨质疏松症基层诊疗指南（2019）[J]. 中华全科医师杂志，2020，19（04）：304-315.

[5] 于亮. 老年骨质疏松症现状及进展 [J]. 中国临床保健杂志，2022，25（1）：6-11.

[6] 喻吉. 各类抗骨质疏松药物研究进展 [J]. 临床医药文献杂志，2018，5（14）：193.

[7] 陈旺. 活性维生素 D 类药物临床研究进展 [J]. 中国新药杂志，2019，28（23）：2832-2839.

[8] 杨宝峰，陈建国. 药理学 [M]. 9 版. 北京：人民卫生出版社，2018.

62. 警惕老年慢性便秘，正确预防和治疗

王大爷：药师，我近段时间总是便秘，听说芦荟胶囊通便效果不错，我可以长期服用么？

药师：芦荟胶囊确实可以通便，但服用不当，反而会损伤肠道，不利于正常排便。

王大爷：啊？这么可怕！那我应该吃什么药治疗便秘呢？

药师：老年人慢性便秘治疗不能只依赖药物，还要与调整生活方式相配合，二者相辅相成，缓解老年人慢性便秘。

（1）调整生活方式。①适当运动，散步、拳操等，避免久坐。②保证足够膳食纤维摄入，鲜嫩的蔬菜、瓜果等应为慢性便秘老年人膳食重要组成部分。③足够水分摄入，每天饮水量以 1500 ~ 1700mL 为宜。④建立正确排便习惯，每天定时排便，建议在晨起或餐后 2 小时内尝试排便，排便时集中注意力，减少外界因素的干扰。

（2）了解治疗便秘的药物。老年人慢性便秘经过 4 ~ 8 周调整生活方式无效后，可酌情选用相应的药物进行治疗，先要了解药物（表20）。

（3）根据便秘类型选择药物。老年人慢性便秘主要有慢性功能性便秘（常见）、器质性疾病相关便秘、药物相关性便秘三类。

慢性功能性便秘：①慢传输型便秘，表现为排便次数减少、粪便干硬、排便费力。应首选容积性或渗透性泻药，无效时可加用促动力药。注意避免长期应用或滥用刺激性泻药。②排便障碍型便秘，表现为排便费力或费时、排便不尽感、排便时肛门直肠堵塞感，甚至需要手法辅助排便。一线疗法是生物反馈治疗，即反复训练排便

表 20　　便秘药物分类

药物分类	代表药物	注意事项
容积性泻药	欧车前、聚卡波非钙、麦麸	用药过程中注意补充足量的水分，防止肠道机械性梗阻
渗透性泻药	乳果糖、聚乙二醇	长期使用或滥用可能导致腹泻和电解质紊乱，注意根据需要调整剂量
刺激性泻药	比沙可啶、蓖麻油、番泻叶、芦荟	长期服用可能导致不可逆肠肌间神经丛损害，仅建议短期、间断服用
润滑性泻药	开塞露	使用时注意肛门直肠黏膜是否破损，避免异物反应
促动力药	莫沙必利	当服用本品时如出现不适、食欲不振、尿黄和球结膜黄染等症状，应停止服药并就医
促分泌药	利那洛肽	使用前应排除器质性疾病，治疗期间可发生腹泻
微生态制剂	双歧杆菌、乳杆菌、枯草杆菌	推荐作为慢性便秘的长期辅助用药

时腹肌、盆底肌和肛门括约肌的适时舒张和收缩，可短期使用润滑性药物。③混合型便秘，表现为同时存在慢传输型与排便障碍型症状。可先用润滑性药物，同时改进生活方式、使用容积性或渗透性泻药加促动力药。

器质性疾病相关便秘：这是由肠道疾病、神经系统疾病、电解质紊乱、内分泌和代谢疾病等引起的便秘。治疗原则为积极治疗原发疾病，减少或解除引起便秘的诱发因素，缓解老年人便秘症状。

药物相关性便秘：老年人常用的可引起或加重便秘的药物包括阿片类镇痛药、抗震颤麻痹药、抗胆碱能药、三环类抗抑郁药、抗组胺药、神经节阻滞药、非甾体抗炎药、铋剂、钙拮抗剂、铁剂等。治疗原则为应尽量停用可引起或加重便秘的药物，如不能停用，需同时服用合适的通便药。

防治慢性便秘小口诀

正确认识老年便秘，积极调整生活方式；

及时就医咨询检查，合理选择通便药物。

【参考文献】

[1] 郑松柏，姚健凤，张颖．老年人慢性便秘的评估与处理专家共识 [J]．中华老年病研究电子杂志，2017，4（2）：7-15.

[2] 中华医学会，中华医学会杂志社，中华医学会消化病学分会，等．慢性便秘基层诊疗指南（2019 年）[J]．中华全科医师杂志，2020，19（12）：1100-1107.

[3] 余跃，吴德卫．老年人慢性便秘治疗药物的选择 [J]．中国临床保健杂志，2019，22（1）：10-14.

[4] 令泽舒（利那洛肽胶囊）药品说明书．

63. 便秘了，怎样用好开塞露

随着生活节奏加快、饮食结构改变和社会心理因素的影响，便秘患病率呈上升趋势。便秘有什么症状呢？排便困难费力、排便次数减少（每周＜3 次），粪便干结、量少。治疗便秘的药物有很多，其中开塞露是安全、有效、家喻户晓的一种。但是关于开塞露，你真的用对了吗？"为什么用了开塞露还是没能轻松排便？""可以长期使用开塞露吗？""特殊人群可以用开塞露吗？"让我们一起来了解一下吧！

（1）开塞露是怎么发挥作用的？开塞露是润滑性通便药，利用其成分的高渗作用，可软化大便，刺激直肠壁，反射性地引起排便，同时其有润滑作用，可使大便易于排出。开塞露可用于轻度便秘，对结块严重的便秘效果不显著。注意，开塞露不可以口服，只能外用，治疗便秘时直肠给药（即肛门给药）。

（2）使用开塞露的正确姿势和方法。①取侧卧位或俯卧位，可适当地把臀部垫高。②将瓶盖取下，挤出少许药液涂抹瓶口和肛门（可起润滑作用）。③手持开塞露球部，缓慢插入肛门至瓶颈部深度（大概 2 ~ 3cm）。④挤压开塞露球部，将药液挤入肛门。⑤将药瓶拔出，手持纱布或纸巾压住肛门处，并保持原来的体位 5 ~ 10 分钟，有便意再去排便。

注意：使用方法不当时，造成的最常见问题就是解不了大便，只使用蛮力会造成直肠黏膜的损伤，诱发感染。使用前瓶口应光滑，以免擦伤肛门或直肠。

（3）开塞露能否长期使用？不可以。开塞露只适于临时通便，治标不治本。长期使用开塞露可导致在用力排便时肛直环（耻骨直肠肌为主）出现反常收缩，加重便秘（排便障碍）症状。而且，开塞露中高渗成分对肠壁的刺激作用，还会让人产生依赖性。如长期便秘，应该尽早就医查明原因。

（4）特殊人群是否可以用开塞露？①老年人：便秘主要与缺乏运动、因病服用相关药物有关，治疗手段主要为改变生活方式、尽量停用致便秘的药物。容积性、渗透性泻药为首选，可短期用开塞露。②妊娠妇女：适当运动、多饮水、增加膳食纤维是主要治疗措施，可选用安全性好的乳果糖、容积性泻药。开塞露、蓖麻油虽本身没有毒性，但其能刺激肠壁引起强烈的排便反射，会刺激子宫收缩，故妊娠期不建议使用。③儿童：基础治疗有家庭教育、合理饮食和排便习惯训练。对于粪便嵌塞者，可选用开塞露或温生理盐水灌肠。乳果糖、聚乙二醇、容积性泻药证实有效，安全性好。便秘常用药物分类见表21。

表21　便秘常用药物分类

分类		常用代表性药物
通便药	容积性泻药	欧车钱、聚卡波非钙、麦麸
	渗透性泻药	聚乙二醇、乳果糖、盐类
	刺激性泻药	比沙可啶、酚酞、蒽醌类、蓖麻油
促动力药		普芦卡必利
促分泌药		利那洛肽、鲁比前列酮
益生菌或益生元		双歧杆菌、乳杆菌、枯草杆菌等
灌肠药和栓剂		甘油、复方角菜酸酯制剂

便秘预防小知识：①养成定时排便的习惯，睡醒和餐后是便意最强烈的时候，为排便最佳时机。②每天摄入 1.5 ~ 2.0L 水，坚持适当锻炼，避免久坐不动。③多进食高纤维含量的食物，避免进食过少或食物过于精细。④积极治疗原发疾病，避免便秘发生。⑤不要压制便意，应及时如厕。⑥出现负面情绪时，及时调整心态。⑦避免滥用药物，尤其是与便秘相关的药物。⑧对于便秘，做到早发现、早诊断、早治疗。

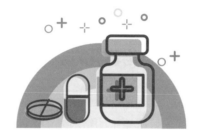

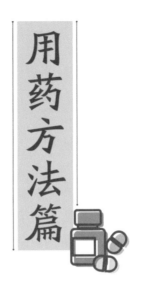

用药方法篇

64. 药物雾化疗法详解

（1）雾化疗法及适应证。雾化疗法是指用专门装置将吸入药物分散成微小雾粒，吸气时将药物小雾粒随气流吸进呼吸系统的给药方法。此法可以使药物直接作用于呼吸道黏膜，达到洁净、湿化气道以及局部和全身治疗的目的。雾化是治疗呼吸道疾病常用的方法，临床上常用来治疗如支气管哮喘、慢性咳嗽、慢性支气管炎、痰液潴留等气道炎症疾病，雾化治疗总体上安全、快速、有效。

（2）常用的雾化药。见表22。

（3）临床常用雾化吸入联合方案。实际用药中常存在两种或两种以上药物混合后雾化使用的情况，常见的联合方案见表23。

（4）雾化药的同瓶混合使用。各类雾化药的配伍相容性，总结如表24。

表 22　　常用雾化药

分类	药物	作用
祛痰药	N- 乙酰半胱氨酸、氨溴索	降低痰液黏稠度，促进痰液排出
糖皮质激素（ICS）	布地奈德、倍氯米松、氟替卡松	有抗炎作用，缓解气道炎症
短效 β2 受体激动剂（SABA）	沙丁胺醇、特布他林	舒张支气管
短效抗胆碱能药（SAMA）	异丙托溴铵	减少气道分泌和舒张气道
其他	盐水	稀释痰液，促进分泌物排出

表 23　　常用雾化吸入联合方案

方案	药物
两联雾化	SABA+SAMA，ICS+SABA，ICS+SAMA，乙酰半胱氨酸 +ICS/SABA/SAMA
三联雾化	ICS+SABA+SAMA/ 乙酰半胱氨酸，ICS+SAMA+ 乙酰半胱氨酸
四联雾化	ICS+SABA+SAMA+ 乙酰半胱氨酸

表 24　　雾化药的配伍相容性

药品	N- 乙酰半胱氨酸	氨溴索	布地奈德	倍氯米松	氟替卡松	沙丁胺醇	特布他林	异丙托溴铵	色甘酸	生理盐水
N- 乙酰半胱氨酸	无	NI	C	NI	NI	IC	IC	C	C	NI
氨溴索	NI	无	NI	NI	NI	NI	NI	IC	X	NI
布地奈德	C	NI	无	NI	X	C	C	C	C	NI
倍氯米松	NI	NI	NI	无	NI	NI	NI	NI	无	NI
氟替卡松	NI	NI	X	NI	无	C	C	C	无	NI
沙丁胺醇	C	NI	C	NI	C	无	X	C	C	NI
特布他林	IC	NI	C	NI	C	X	无	C	C	NI
异丙托溴铵	C	IC	C	NI	C	C	C	无	X	NI
色甘酸	C	X	C	无	无	C	C	X	无	NI
生理盐水	IC	IC	IC	无	IC	IC	IC	IC	无	无

注：无为无证据；NI 为评价配伍稳定性证据不充分，除非将来有证据证明可行；C 为有临床研究确证特定混合物的稳定性和相容性；IC 为来自厂家的报告确证特定混合物的稳定性和相容性；X 为有证据确认或建议，特定混合物不能配伍。

由上表总结：ICS（布地奈德）、SABA（沙丁胺醇或特布他林）、SAMA（异丙托溴铵）和乙酰半胱氨酸这四类药中的几种可以相互间同瓶混合，放心使用。

（5）开启过的雾化药的处理方法。不同药物有不同要求，总结如表 25。

表 25　　　开启过的雾化药处理方法

药品	开瓶后处理
吸入用乙酰半胱氨酸溶液	安瓿开启后应立即使用，开启安瓿的药液应放置在冰箱内，并在 24 小时内使用
吸入用盐酸氨溴索溶液	本品不含防腐剂，为防止细菌污染，在单剂量小瓶打开后应马上使用且每次吸入治疗时应使用新的单剂量小瓶
吸入用布地奈德混悬液	本品不含防腐剂，为防止细菌污染，在单剂量小瓶打开后应立即使用
吸入用倍氯米松混悬液	如开启后的小瓶有余药，可将瓶盖倒置，重新盖住瓶口并于 2℃～8℃贮存，且必须在第一次开启后 12 个小时内使用
丙酸氟替卡松雾化吸入用混悬液	已开启的丙酸氟替卡松雾化吸入用混悬液安瓿瓶需冷藏，并于开启后 12 小时内使用
吸入用沙丁胺醇溶液	本品不含防腐剂，为防止细菌污染，建议在单剂量小瓶打开后立即使用
硫酸特布他林雾化液	挤入雾化器贮液器中的本品可稳定存放 24 小时
吸入用异丙托溴铵溶液	本品不含防腐剂，为防止细菌污染，在单剂量小瓶打开后应马上使用且每次吸入治疗时应使用新的单剂量小瓶
生理盐水	本品不含防腐剂，为防止细菌污染，在单剂量小瓶打开后应马上使用

【参考文献】

[1] 刘瀚旻，符州，张晓波，等 . 儿童呼吸系统疾病雾化治疗合理应用专家共识 [J]. 中华儿科杂志，2022，60（4）：283-290.

[2] 中华医学会呼吸病学分会 . 雾化祛痰临床应用的中国专家共识 [J]. 中华结核和呼吸杂志，2021，44（4）：340-348.

65. 正确使用鼻喷雾剂，保证安全用药

患者： 药师，医生说我得了鼻炎，给我开了一个鼻喷雾剂，怎么将它喷到鼻子里面呀？

药师： 别着急，药师来告诉你怎么正确使用鼻喷雾剂。

（1）使用前准备。①洗手、清理鼻腔分泌物。②上下振摇鼻喷雾剂，使药液充分地混匀。③大拇指顶住瓶底，食指和中指夹住喷嘴，使喷嘴朝上。④正确拿取喷雾剂后对着空气空按几下，检查喷雾剂是否能均匀喷出。

（2）使用方法。①采取坐位，头稍向前倾。②一手拿药，另一手手指按压暂不吸药的鼻孔，将喷嘴放进鼻腔。③放入鼻腔的喷嘴指向鼻孔后方，不要顶住鼻黏膜，在吸气的同时按住鼻喷雾剂。每按 1 次为 1 揿，注意按照处方用法使用，避免喷到鼻中隔。

（3）注意事项。①喷嘴喷不出药时，不要用尖锐器具刺穿喷嘴，可以对着空气空按几下直到气雾均匀喷出。②用药后 15 分钟内避免擤鼻，必要时漱口。③用过后，用干纸巾擦干净喷嘴，盖上防尘帽，注意定期清洁鼻喷雾剂。

药师： 先生，鼻喷雾剂的使用方法你学会了吗？

患者： 嗯，明白了。谢谢药师！

【参考文献】

[1] 陈海娟，侯艳鹏. 鼻用糖皮质激素的常见不良反应 [J]. 中国药物滥用防治杂志，2022，28（01）：95−98.

[2] 高亚东，江文明，乐健，等. 3 种鼻喷雾剂中混悬液的理化性质和喷雾性能比较 [J]. 中国新药杂志，2022，31（16）：1631−1637.

[3] 糠酸莫米松鼻喷剂说明书.

[4] 布地奈德鼻喷雾剂说明书.

66. 怎样正确服用口服剂型药？

口服给药是一种较为安全的给药途径，也是我们日常生活中常见的给药方式。面对市面上琳琅满目的口服药物制剂，例如混悬剂、泡腾片、咀嚼片等，你都会正确服用吗？下面药师带你了解不同剂型口服药物的正确服用方法吧。

（1）散剂。散剂是一种干燥粉末状制剂，我们可以根据说明书提示，将散剂倒入适量的温水中，搅拌均匀后服用。

（2）颗粒剂。颗粒剂是具有一定颗粒度的干燥颗粒状制剂，可分为可溶颗粒（通称为颗粒）、缓释颗粒等类型。常见的板蓝根颗粒、小柴胡颗粒都是可溶性颗粒，对于可溶性颗粒，我们可以将其直接倒入温水中，搅拌均匀后服用。另外对于一些特殊的颗粒剂，例如美沙拉嗪缓释颗粒，在服用时需要将其直接吞服，还可以用水漱服，但是不能咀嚼。

（3）片剂。片剂是指原料药物与适宜的辅料制成的圆形或异形片状固体制剂。片剂有包衣片、泡腾片、咀嚼片、分散片、缓释片、控释片等片型。①包衣片：是在普通片的表面包被衣膜的片剂，衣膜可以对药物起保护作用或掩盖不良味道和气味。例如小檗碱片包被衣膜后，可以掩盖药物的苦味和不良味道；阿司匹林肠溶片的包衣材料是肠溶性高分子材料，该片剂在胃液中不溶，在肠溶液中溶解，可防止对胃的刺激作用。服用包衣片时应直接吞服并用适量的温开水送服。服用肠溶片时应整片吞服，不应压碎、掰开或咀嚼肠溶片，以减少药物对胃的刺激。②缓释片：是在规定的释放介质中缓慢地非恒速释放药物的片剂。与普通药物相比，其具有服药次数少、作用时间长、不良反应少的特点。缓释片应整片吞服，除说明书规定可以掰开服用者，一般不建议掰开服用。例如二甲双胍缓释片，说明书的服用方法是要求必须整片吞服，不可掰开、碾碎或咀嚼后服用，而美托洛尔缓释片说明书提到该药片可以掰开服用。当自己无法确认某种缓释片能否掰开服用时，应当咨询医生或药师。③控释片：是在规定释放介质中缓慢且恒速释放药物的片剂。控释片与相应的普通制剂比较，给药频率减少一半或有所减少，血药浓度比缓释制剂更加平稳。最常见的控释片有硝苯地平控释片、格列吡嗪控释片等药品。因控释片具特殊药物结构，在服用控释片时，我们应整片吞服，不可掰开、咀嚼药片。④泡腾片：遇水可发生化学反应，产生大量气体，从而导致片剂崩解。常见口服泡腾片有维生素 C 泡腾片等。口服泡腾片需要放置到 100 ~ 150mL 的冷水或温水中完全溶解后再服用，千万不能直接吞服，直接吞服会有窒息死亡的风险。某地曾报道过一位母亲将泡腾片直接塞进 18 个月的幼儿口中，造成死亡的事件。为了避免类似悲剧再次发生，当我们看到口服药物包装有"泡腾片"3 个字时，切记不可直接吞服。⑤分散片：是指在水中迅速崩解并均匀分散后服用的片剂。因此分散片有两种服用方法，一种是将分散片放入水中分散后直接饮用，另一种方式是将分散片直接置于口中含服或吞服。⑥咀嚼片：是指在口腔中咀嚼后吞服的片剂。日常生活中，常见的咀嚼片有碳酸钙 D3 咀嚼片、铝碳酸镁咀嚼片等药品。为了能达到良好的治疗效果，服用咀嚼片时，需要充分咀嚼再吞服，不建议直接吞服咀嚼片。

（4）胶囊剂。这是指将原料药物或加上适宜辅料后充填于空心胶囊或密封于软质囊材中制成的固体制剂，常见的胶囊有硬胶囊、软胶囊、肠溶胶囊等类型。胶囊剂可用温水直接送服，一般不建议拆开服用。但是对于某些软胶囊，如维生素 D 滴剂，可以将软胶囊尖端开口，滴入口中，也可以直接嚼服胶丸。大家在服用胶囊剂时，可仔细阅读说明书，根据说明书选择适合自己的口服方法，或者可以咨询医生或药师。

（5）混悬剂。混悬剂包括液体混悬剂和干混悬剂。液体混悬剂中的药物微粒受到重力作用，会产生沉降。当服用布洛芬混悬剂、对乙酰氨基酚混悬剂等液体混悬制剂时，一定要摇匀后才能口服。如果不摇匀，药物微粒都沉降在底部，吸取时未能吸取到一定量的药物微粒，将导致服用混悬剂后达不到治疗效果。对于干混悬剂，例如阿奇霉素干混悬剂，需要将其倒入适量温水中后，搅拌均匀才能口服。

以上就是常见的口服药物制剂正确服用方法。掌握正确的服药方法，可减少因不正确服药方式而造成的不良事件。当你不能确定某种口服药物的服用方法时，一定要咨询医生或药师，避免因为药物服用方法不当而对健康造成损害。

【参考文献】

方亮. 药剂学 [M].8 版. 北京：人民卫生出版社，2016.

67. 口服糖皮质激素，一定要按正确的用法服用

因疾病需要口服糖皮质激素时，你是否也遇到过以下类似的情况？任意时间服药、随意停药或减量。那么，口服糖皮质激素你真的吃对了吗？下面就让药师带你找找答案吧！

（1）什么是糖皮质激素？糖皮质激素是由肾上腺皮质束状带分泌的一类甾体激素，主要为皮质醇，它是机体内极为重要的一类调节分子，对机体发育、生长、代谢以及免疫功能等起着重要调节作用。生理剂量主要有调节糖、蛋白质、脂肪、水及电解质代谢，维持机体内外环境平衡作用；药理剂量主要有抗炎、免疫抑制、抗毒和抗休克等作用。

（2）常用的口服糖皮质激素类药物有哪些类型？口服糖皮质激素最常用剂型为片剂，按作用时间分为短效、中效、长效 3 类。

（3）哪些人群需要长期口服糖皮质激素？本药多用于结缔组织病（类风湿关节炎、系统性红斑狼疮、多肌炎、皮肌炎、干燥综合征等）、肾病综合征等患者。

（4）糖皮质激素最好在什么时间服用？需要长期口服糖皮质激素维持疗效的患者，建议每日 1 次给药或隔日给药，在早晨 7 ~ 8 时饭后给予，这与人体分泌糖皮质激素的节律相一致。这样可减少药物对内源性皮质激素分泌功能的抑制，从而最大限度地减少药物的不良反应。

（5）早晨漏服了怎么办？每日服用 1 次的患者，若在当日发现错过服药时间，应立即补服。若在次日才发现漏服，则不需要补服。隔日服用 1 次的患者，若在当日或次日发现漏服药物时，应立即补服，以后的服药时间按照补服时间顺延即可。

（6）口服糖皮质激素可能引起哪些不良反应？糖皮质激素的不良反应与用药品种、剂量、疗程、剂型及用法等明显相关。口服糖皮质激素短期可能会引起失眠、情绪不稳定；长期大剂量服用可能会引起满月脸、水牛背、高血压、糖尿病、诱发或加重感染、体重增加、骨质疏松、伤口愈合延迟等。小儿应监测生长和发育情况。

（7）能不能随意停药或减量？突然停药或减量过快，可引起医源性肾上腺皮质功能不全或使原发病反复或加重。应遵从医嘱合理地逐渐减量至停药，不能擅自停药或减量！

长期中或大剂量使用糖皮质激素时，减量过快或突然停用可引起：①停药反应，出现肾上腺皮质功能减退样症状，轻者精神萎靡、乏力、食欲减退、关节和肌肉疼痛；重者可见发热、恶心、呕吐、低血压等；危重者甚至发生肾上腺皮质危象，需及时抢救。②反跳现象，使原发病复发或加重，应恢复糖皮质激素治疗并往往需要加大剂量，稳定后再慢慢减量。

小口诀

吃药时间有规律，适度锻炼加补钙；

注意血糖和血压，预防感染得注意；

开朗愉悦每一天，按时复诊很重要。

【参考文献】

[1] 糖皮质激素类药物临床应用指导原则 [J]. 中华内分泌代谢杂志，2012，28（2）：171-202.

[2] 糖皮质激素急诊应用专家共识 [J]. 中华急诊医学杂志，2020，29（6）：765-769.

[3] 杨宝峰，陈建国. 药理学 [M]. 9 版. 北京：人民卫生出版社，2018.

[4] 王庭槐. 生理学 [M]. 9 版. 北京：人民卫生出版社，2018.

68. 揭开"口溶膜"的神秘面纱

近年来，随着科学技术的不断发展，药物剂型的研究也取得了显著成果。口溶膜（oral thin film，OTF）作为一种新型的药物剂型，逐渐受到关注。本文将详细介绍口溶膜的特点、优势及应用领域，帮助大家了解这一新型药物剂型。

（1）口溶膜简介。口溶膜是一种新型药物剂型，其原理是将药物与高分子材料混合，制成厚度约为12～100微米的薄膜，使用时将口溶膜置于舌上，薄膜会在1分钟内迅速溶解，释放药物并被吸收。口溶膜具有快速吸收、高效释放、剂量准确、使用方便等优点，越来越受到制药行业的关注，尤其适合吞咽困难或服药困难的老人、小孩、精神病患者及术后患者。

（2）口溶膜的优点。①快速吸收：口溶膜在口腔黏膜迅速溶解，药物迅速通过口腔黏膜进入血液循环，药效发挥快。②高效释放：口溶膜采用特殊的高分子材料，能控制药物的释放速率，保证药物稳定释放。③剂量准确：口溶膜的药物剂量可精确控制，减少药物的浪费，提高治疗效果。④使用方便：口溶膜无须水或液体即可使用，方便患者在任何场合使用。

（3）口溶膜的缺点。①由于剂型的特殊性，对于有吞咽困难的患者可能会引发呛咳甚至窒息的风险。②口溶膜的生产工艺及储存要求较高，成本相对较高，可能加重患者的经济负担。③口溶膜剂型不适用于所有药物，特别是那些需要在肠道吸收的药物。④口溶膜的口感可能较差，某些患者可能难以接受。

（4）口溶膜的应用领域。①抗精神病药：口溶膜可迅速发挥抗精神病药的作用，提高患者依从性。②镇痛药：口溶膜能快速缓解疼痛，适合急性疼痛患者使用。③抗哮喘药：口溶膜可迅速缓解支气管痉挛，控制哮喘症状。④止吐药：口溶膜能迅速发挥抗呕吐作用，减轻患者恶心呕吐症状。⑤抗勃起障碍药：口溶膜能够迅速发挥抗勃起障碍作用，提高患者的性生活体验。

随着科学技术的进步，口溶膜在未来可能会应用于更多领域，为患者带来更多便利。

【参考文献】

[1] 赵伟，康静，王红霞．口腔速溶膜剂及其应用 [J].天津药学，2013，25（4）：60-64.

[2] 陈京．口腔速溶膜剂的制备研究 [J].中文信息，2017（2）：272-273.

[3] 魏婷，王丹丹，赵雅．口腔速溶膜剂改良药物剂型的研究方法 [J].甘肃科技，2020，36（24）：129-133.

[4] 何智斌．口腔速溶膜剂的研究进展 [J].中国民康医学，2018，30（17）：86-87.

69. 正确使用滴耳药，使药物发挥应有的效果

耳朵是人类交流、聆听声音的重要感觉器官。耳朵虽小，但如患上耳疾会给生活带来不少麻烦，常见耳科疾病有耵聍(即耳屎)栓塞、外耳炎、分泌性中耳炎、化脓性中耳炎等。（图 5 ）滴耳液是治疗耳科疾病的常用药物，通过正确的滴耳方式可将药物直接送达局部病灶。

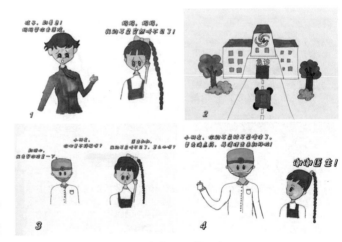

图 5 耳病不可掉以轻心

（1）常见滴耳剂种类及其适应证。①碳酸氢钠滴耳液，即耵聍水，能溶解软化耵聍。②抗生素类，如氧氟沙星滴耳液、氯霉素滴耳液等，可用于治疗敏感菌引起的外耳道炎、中耳炎、鼓膜炎等。③1% 酚甘油滴耳剂，主要针对急性非化脓性中耳炎早期耳痛症状。④消毒类，如3% 过氧化氢溶液，适用于化脓性外耳道炎和中耳炎。

（2）正确地使用滴耳液。①滴药前应先清洁双手，清洁外耳道。②选择舒适的

体位侧躺，成人向耳郭后上方牵拉，儿童向耳郭后下方牵拉，使耳道变直。③根据说明书或医嘱用量将滴耳液沿着外耳道后壁滴入耳内。④轻轻向内推动耳屏4次，帮助滴耳液进入中耳。⑤保持姿势5分钟，以促进药液渗入耳道。⑥软化耵聍时，滴耳后让药液浸泡耵聍5～10分钟再起身。连续3天，即可冲洗去除。⑦用纸巾擦拭耳周多余的液体，按照说明书要求的储存条件存放剩余滴耳液。

（3）注意事项。①滴药前，应将滴耳液握于手中数分钟，使其温度与体温接近，从而避免冰凉的药液刺激内耳引起眩晕。②滴耳时，注意不要将滴管插入耳内，以避免污染药液或刺伤耳道。③耳用制剂一旦开启后的使用期最多不超过4周，如出现浑浊或变色，应立即丢弃。④滴耳液的选择和使用时间的长短，应遵医嘱，不建议自行用药或延长疗程。⑤切不可将滴耳液用于滴眼。

【参考文献】

[1] 许政敏,张建基.儿童急性中耳炎诊疗：临床实践指南（2015）[J].中国实用儿科杂志, 2016，31（2）：81-84.

[2] 吴果，吴汉冰，曹尉尉，等.科学合理用药[M].科学技术文献出版社，2017.

[3] 氧氟沙星滴耳液说明书.

[4] 氯霉素滴耳液说明书.

[5] 3%过氧化氢溶液说明书.

[6] 国家药典委员会.中华人民共和国药典[M].北京：中国医药科技出版社，2020.

70. 使用滴眼液，正确的姿势和方法很重要

眼睛是心灵的窗户，但时下的信息时代，人们生活中电子产品无处不在，眼病几乎人人都有。虽然大多数滴眼液可以有效地治疗眼病，但是要使滴眼液真正发挥作用，还必须要正确地使用，否则不利于治疗。

（1）一般人群使用滴眼液注意事项。①在使用滴眼液之前，应仔细核对药名、浓度及类型，以免发生误滴。②使用滴眼液之前要洗净双手，有条件时用75%酒精消毒手指。③头部稍后仰或平卧，眼向上注视，用手指轻轻下拉下眼皮，暴露下结膜囊，将1滴滴眼液滴入结膜囊内（应避免将药液直接滴于黑眼珠上），再轻轻提起上眼睑。如果是眼膏或者眼用凝胶剂，用棉签将条状药膏涂入，接着将上眼睑轻轻提起后下压，使眼膏充分置于结膜囊内。再闭眼休息片刻，轻轻转动眼球，使药膏分布均匀。④使用滴眼液后，双眼轻轻闭合1～3分钟，压迫内眼角3～5分钟，用干净纸巾或者棉球擦掉流出的多余药液。儿童用药时这一点尤其要注意。⑤使用滴眼液时瓶口不要接触眼睛或者他物，要保持睁眼。同时在使用完滴眼液后一定要立刻将盖子合上，以免滴眼液被污染；否则继续使用不但没有治疗效果，反而会造成伤害。⑥如果同时应用滴眼液和眼药膏，应先使用滴眼液，10～20分钟后再使用眼药膏。药膏停留时间较久，可能由于油膜而出现雾视，会对视力产生一定影响，所以一般在午睡或者晚睡前涂用。⑦对于制成混悬液的滴眼液，在使用之前应当充分摇匀。⑧正常情况下结膜囊最多可容纳药液量约20微升，常用滴眼液1滴约为39微升，超过了正常容量，有约一半的药液从结膜囊溢出，因此，每次1滴就足够，多滴无益，而且有害，严重时可能还会产生中毒现象，尤其是儿童。⑨如确需滴用2种滴眼液时，可以采用顺序滴眼的方法，先滴第1种滴眼液，然后过3～5分钟，再滴第2种。如果一天内需用多种滴眼液，可适当将用药时间错开。⑩多剂量容器中的滴眼液自首次开封后使用时间不应当超过4周，除非药品说明书上另有说明。当使用不含防腐剂的单剂量滴眼液时，开封后使用1次就应弃用，最多不超过1天。

（2）特殊人群使用滴眼液注意事项。①必须在孕期使用滴眼液时应注意使用方法，滴药后要压迫泪囊部3～5分钟，尽量减少药物的全身吸收。②哺乳期妇女如正确使用滴眼液，药物全身吸收的量很少，一般不会对乳儿产生明显影响，但如果所用方法不正确，不压迫泪囊部，导致药物进入母体血液循环，会对乳儿产生一定影响。③儿童使用滴眼液时，用药要正确和及时，最好由2名成人来完成，并用手指压迫泪囊部 3 ～ 5 分钟。3 岁以下儿童应慎用散瞳药，不推荐 1 岁以下儿童使用喹诺酮类滴眼液，如需用抗生素类滴眼液，可以选择妥布霉素滴眼液等氨基糖苷类滴眼液，或红霉素眼膏。

（3）几种常见眼病的治疗措施与注意事项。①急性细菌性或病毒性结膜炎，俗称"红眼病"，多见于春秋季节，可呈现流行状态，应及时就诊治疗。这种眼病可以通过接触患者眼部的分泌物或泪水，再用手揉擦眼睛而传播，传染期为发病后 7 ～ 10 天，应注意隔离。平时应注意手的卫生、勤洗手，卫生用具应单独使用，患者最好居家休息，不去公共场所。本病虽单眼发病，但也要双眼用药，先滴未发病眼，再滴已发病眼。②睑腺炎，也称"麦粒肿"，治疗需用抗生素类滴眼液，如妥布霉素滴眼液、左氧氟沙星滴眼液等，结合涂用其眼膏有助于控制感染。初起时可以采用冷敷，硬结未软化时可湿热敷，每天 3 ～ 4 次，每次 15 分钟。治疗期间注意休息，不吃刺激性食物，多饮水并保持大便通畅。

在使用滴眼液前，除了向眼科医生或药师询问有关用药问题之外，也应当认真阅读说明书。要注意看清药品名称，弄清滴眼液的作用及用途，仔细阅读滴眼液的注意事项或禁忌证等内容。需看清楚说明书中所列的不良反应和所用滴眼液的储存条件，尤其是有些滴眼液需冷藏保存。如有不明之处及时请教医师或药师。

【参考文献】

[1] 黄少燕，黄少芬，朱俊峰，等 . 滴眼液使用方法与贮藏条件调查分析 [A]. 广东汕头：中国医院用药评价与分析，2014，1672-2124.

[2] 赵家良 . 药用对了才治病：眼科疾病合理用药问答 [M]. 北京：人民卫生出版社，2015.

71. 安全"打点滴"需要注意这几点

日常生活中人们所说的"打点滴"即指静脉输液。静脉输液是通过静脉将一定体积的药物、营养液等滴注入人体内,其是临床药物治疗的一种给药途径,是患者治疗疾病、获得营养支持、平衡水电解质的主要手段之一。它是一种有创操作,而且,药物没有经吸收、分布环节,直接入血,与其他给药途径相比,其风险更高。输液使用不合理会增加严重不良反应的风险。

(1)静脉输液非"万能",需严格遵循用药指征。老百姓可能存在"输液是万能的""输液治病好得快""输液可补充营养"等输液误区。事实上,"能吃药不打针,能打针不输液"是世界卫生组织用药原则。只有存在下面八大指征之一,才建议输液治疗:①补充血容量,改善微循环,维持血压,如烧伤、失血、休克等。②补充水和电解质,以调节或维持酸碱平衡,如各种原因引起的脱水、严重呕吐、腹泻等。③补充营养,维持热量,促进组织修复,获得正氮平衡,如用于慢性消耗性疾病、禁食、不能经口摄取食物、管饲不能得到足够营养等。④输入药物,以达到解毒、脱水利尿、维持血液渗透压、抗肿瘤等治疗作用。⑤中重度感染需要静脉给予抗菌药物。⑥经口服或肌注给药治疗无效的疾病。⑦各种原因所致的不适合胃肠道给药者。⑧特殊情况下治疗的需要,如出现严重急症、发热超过39℃等,患者因昏迷或消化功能差等无法口服药物。

(2)过度输液危害大。过度输液指不符合静脉输液指征,过度依赖静脉输液来治疗疾病。主要有以下危害:①输液中不溶性微粒在人体特定部位叠加堆积,可造成血管栓塞,诱发静脉炎、肉芽肿形成,引起组织损伤、器官病理改变甚至死亡。②增加不良反应风险,常表现为过敏反应、局部刺激、溶血反应、水电解质紊乱、容量负荷等。③内毒素引起"输液反应",表现为发冷、寒战、面部和四肢发绀,继而发热,体温可达40℃左右,还可伴恶心、呕吐、头痛、头昏、烦躁等,老年人还可能出现心衰、死亡。④引起循环负荷过重,损伤肝肾,产生严重耐药性。⑤增加医疗资源支出以及患者的经济负担。

　　当然，输液有利有弊，最好由医生综合判断是否输液。不能因"输液治病好得快"而滥用，也不能因输液可能带来负面影响而因噎废食。

　　（3）静配中心要严把输液质量关，确保输液安全。静脉用药调配中心（PIVAS），简称静配中心，其通过对成品静脉输液产生的全过程进行严格监控，可从源头上杜绝输液安全隐患：①静配中心药师在审方、配置等环节对输液质量进行控制，参与临床用药会诊，面向临床进行药物性质方面知识的宣讲等，是保证输液安全的重要关卡。②静配中心充分调研分析各环节可能出现的差错和原因，针对重点环节引入信息技术，建立医嘱审核，在静配中心管理平台上完善审方规则数据，建立"不合理医嘱干预记录"管理模块。③根据药学专业知识，确保药物相溶性和稳定性，保证成品输液的高质量性。由于每一道工序均严格执行，并使用统一标签，同时多次核对（包括扫码核对），可使配置失误率降低。④PIVAS能够提供更高洁净度的配置环境，经过培训合格的药师能够严格按照无菌配置技术配置药物，最大限度地降低了药物粉末污染、病原体污染的可能，从而保证溶液无菌性。⑤对药品集中管理，可减少药品流失，效期药品能按时间顺序合理使用；防止药品失效，造成浪费；或防止过期药品被使用，影响药物治疗效果甚至引起不必要的法律纠纷。

　　静脉输液是一项贯穿治疗全过程的工作，涉及人员包括医生、药师和护士等专业技术人员，涵盖内容有给药方案制定、静脉药物配置、护理操作、处方点评、不良反应监测等。因此，静脉输液不简单，了解输液安全、严把输液质量关，是守护生命、健康的要求。

【参考文献】

[1] 伍俊妍，邱凯锋．静脉用药安全输注药护专家指引 [J/OL]．今日药学，2023-2-15：1-23．

[2] 朱斌，赵志刚．守护针尖上的安全：中国输液安全与防护专家共识 [J]．药品评价，2016（10）：8-17．

[3] 吕飞飞，吕昌亮，张盼盼，等. 淄博市中心医院静脉药物配置中心对儿科不合格处方分析与干预 [J]. 中国当代医药，2022，29（20）：140-143.

[4] 高翔，陈玲，邓蓉蓉，等. 过度静脉输液的现状、危害及管控措施 [J]. 药学进展，2016，40（2）：141-144.

[5] 胡晓杰，李威. 日间化疗 PIVAS 对患者及时安全用药的影响 [J]. 中国社区医师，2021，37（34）：11-12.

[6] 姜国伟，张雨涵，常庆，等. 集中调配成品输液给药时滞问题及其对策 [J]. 医药导报，2022，41（9）：1397-1400.

[7] 吴婧，许芳秀，王春燕. 预防院内用药错误：美国医院药师协会指南的解读 [J]. 实用药物与临床，2021，24（10）：865-870.

[8] 帅才. 过度输液存在四大危害：损伤儿童肝肾产生严重耐药性 [J]. 广西质量监督导报，2016（7）：49-50.

[9] 辜明，王旭，罗苗，等. 应用信息技术防控 PIVAS 输液差错实践研究 [J]. 中国数字医学，2022，17（4）：78-84.

72. 涂得越多，好得越快？外用软膏剂的正确使用方式

每到夏季，潮湿闷热，最常见的皮肤病如湿疹、荨麻疹、蚊虫叮咬、特应性皮炎、接触性皮炎及手足癣、头癣、股癣等多发，引起皮肤瘙痒、红斑、起风团等症状，或者平时发生小面积烧烫伤、浅表性创伤合并感染、毛囊炎及寻常痤疮等现象时，大家都会想到涂抹一些药膏，希望能快点好起来。很多家庭的小药箱里也都会有那么一两支软膏剂。软膏剂作为常见的外用药物，是使用率比较高的一种药物剂型，易于携带、方便涂抹。一般直接涂抹于患处，对于各类皮肤病及表皮创伤都有比较好的治疗作用。常见的莫匹罗星、红霉素、糠酸莫米松、复方酮康唑等软膏，以及清凉油等，都属于软膏剂。大多数人使用软膏剂的时候，都是直接往患处涂抹至均匀就认为可以了，也有的人在涂抹时会认为：这是外用药，怎么涂都不会有不良反应；而且涂得越多，药效就越强，好得就越快。那么，真相是否如此呢？让我们一起来了解软膏剂的正确使用方式。

（1）什么是软膏剂？ 软膏剂是指药物与油脂性或水溶性基质混合制成的具有一定稠度的均匀半固体外用制剂。根据药物在基质中的分散状态不同，软膏剂分为溶液型软膏剂和混悬型软膏剂。溶液型软膏剂是药物溶解或共熔于基质或基质组分中制成的软膏剂，混悬型软膏剂是将药物细粉均匀分散于基质中制成的软膏剂。软膏剂有适宜的黏稠度，容易涂布在皮肤、黏膜及创面上，可长时间黏附或铺展于用药部位，主要是使药物在局部发挥润滑皮肤、保护创面和治疗疾病的作用，如抗感染、促进肉芽生长及伤口愈合、收敛、止痒、消毒等，也可经吸收后发挥全身性治疗作用，如硝酸甘油软膏。

（2）软膏剂的正确用法。①涂敷前，应将患处皮肤清洗干净。如患处是在头皮上，或身体多毛部位时，应该首先把毛发去除掉，以方便涂抹上药。②按照医嘱或说明书的用量，取适量的药膏涂抹覆盖到所有的患处。用手指将膏体均匀抹开，涂敷后轻轻按摩，以促进药物吸收，提高疗效。③一些药物涂抹后采用封包（用塑料膜、胶布包裹皮肤）的方式，可显著提高皮肤角质层的含水量，增加药物吸收量，亦可提高疗效，但是这个操作一定要听取医生建议，如果医生不建议封包，自行采取这种措施就可能会因为皮肤不透气而使病情恶化，或因为药物吸收量比较多，产生一些全身性不良反应。④对有破损、溃烂、渗出的部位，一般不建议涂抹大量厚层的软膏剂，这容易滋生细菌，产生二次感染。⑤外用溶液剂和软膏剂同时使用时，对于同一患处，先用溶液剂，等创口干爽后再涂抹软膏剂。如两种以上软膏剂同时涂抹，则根据不同病情，按照医嘱或药师交代的顺序间隔使用。⑥使用软膏剂后，如涂抹部位有烧灼或瘙痒、发红、肿胀、皮疹等反应，应立即停药，并将局部涂抹的药物清洗干净，及时咨询医生或药师。⑦不宜涂敷于眼、鼻、口腔等黏膜部位。⑧应避免在细嫩皮肤及面部过长时间使用，防止药物对皮肤造成损伤（如萎缩、毛细血管扩张、紫纹等），用药面积不宜过大，次数不宜过多。⑨涂敷软膏并非越厚越好，薄薄地涂一层即可，以保持皮肤的正常呼吸，有助于患处恢复，而一次涂抹过多的药膏并不能显著提升药效、加快治疗效果。

（3）用药须知。如果使用频率过高，长时间涂抹过量，除可能引起二次感染外，还容易使药物渗透太深，进入血管，引起全身性的不良反应，故不同类型的软膏剂，根据其渗透程度，涂抹次数也应不一样。还需注意，用药要考虑患者年龄和不同的疾病、皮损部位，以选择不同的药物及涂抹范围。对于儿童，不宜使用强作用糖皮质激素软膏剂，因使用相同药物、涂抹范围相同的情况下，儿童的吸收率一般高于成人。在皮肤褶皱及黏膜等部位不宜选择浓度高、刺激性大的药物，痤疮用药只需抹在患处，股癣用药可扩大到周围皮肤。

软膏剂并不是想涂多少就涂多少，而是根据病情症状而定，尤其要遵循医嘱或药品说明书来使用。软膏剂还应参照说明书要求的温度范围，遮光密闭（密封）贮存。贮存温度不宜过高或过低，以免发生基质的分层或药物降解，从而影响药物的稳定性、均匀性和疗效。如果发现软膏剂有异味、变色或油层析出等性状改变时，切勿使用。

【参考文献】

[1] 方亮，吕万良，吴伟，等 . 药剂学 [M]. 8 版 . 北京：人民卫生出版社，2016：243-247.

[2] 抗组胺药治疗皮炎湿疹类皮肤病临床应用专家共识 [J]. 中华全科医学，2021, 19（5）：709-712.

[3] 中国儿童特应性皮炎诊疗共识（2017 版）[J]. 中华皮肤科杂志，2017, 50（11）：784-789.

[4] 韩雪，张晓杰 . 复方氟米松软膏联合复方蛇脂软膏封包治疗慢性湿疹 50 例 [J]. 实用中医药杂志，2014（8）：737-737.

73. 泡腾片应该怎么吃？请留意这三步

泡腾片是指遇水可发生化学反应，产生大量气体并导致药物崩解的片剂。泡腾片中通常含有碳酸氢钠和有机酸，遇水时两者发生反应，生成大量的二氧化碳气体而成泡腾状。泡腾片分为口服泡腾片和外用泡腾片，常见的口服泡腾片包括维生素 C 泡腾片、牛磺酸泡腾片、电解质泡腾片、阿司匹林泡腾片、金莲清热泡腾片、清开灵泡腾片、娃娃宁泡腾片、乙酰半胱氨酸泡腾片等。口服泡腾片具有服用方便、起效迅速、生物利用度高的特点，特别适用于儿童、老人和吞咽困难者服用。但是，如果不正确地使用口服泡腾片，可能会有窒息死亡的风险。那么，如何正确服用泡腾片呢？

（1）第一步。泡腾片呈酸性，不宜用不锈钢杯子和塑料杯冲泡。服用时需要准备陶瓷杯或者玻璃杯。

（2）第二步。取半杯温开水（100 ~ 150mL，40℃左右），将所需药片投入水中，待泡腾片崩解 1 ~ 5 分钟，产生大量气泡。

（3）第三步。药片完全溶解或者是气泡消失，搅匀即可饮用。

注意事项：①严禁直接含服或吞服。②严禁与碳酸饮料、茶水混合。③应现喝现泡，服用后适量饮水。④不应与茶水或是牛奶同时饮用。⑤儿童应在家长的看护下服用。⑥应保存在儿童不易接触处，避免受潮和阳光直射。⑦心脑血管疾病患者尽量少用泡腾片。

温馨提示 ①维生素 C 泡腾片不可长期、过量服用。②外用泡腾片一般为阴道泡腾片，外用前不需要用水冲泡，禁止口服。③阴道泡腾片用法：临睡前清洁双手及会阴部，戴上一次性指套或手套，撕开药品外包装并取出泡腾片，取仰卧位；仰卧于床上并曲起双膝，用戴指套的手指将泡腾片推进阴道深处，置于阴道后穹窿。

【参考文献】

[1] 方亮. 药剂学 [M]. 8 版. 北京：人民卫生出版社，2016.

[2] 吴红艳. 泡腾片剂的特点及发展 [J]. 中国处方药，2014，12（2）：80-81.

[3] 宗河. 如何正确使用特殊剂型药品 [J]. 江苏卫生保健，2022，290（2）：29.

74. 真能美白？聊聊维生素 C 泡腾片的用法和用量

最近闺蜜常抱怨：去了一趟海边，皮肤晒黑了几个度，听说维生素 C 泡腾片有美白效果，决定买几瓶泡水喝喝……但是，维生素 C 泡腾片真的有美白效果吗？能长期服用吗？口服维生素 C 需注意什么？

（1）维生素 C 泡腾片及其适应证。维生素 C 泡腾片属维生素类非处方药，每片含维生素 C 500mg 或 1000mg。维生素 C 的适应证：①增强机体抵抗力，用于预防和治疗各种急、慢性传染性疾病或其他疾病。②用于病后恢复期，创伤愈合期及过敏性疾病辅助治疗。③用于预防和治疗坏血病。

居然没有美白什么事？看来口服维生素 C 或许对变白还真没多大帮助。

（2）维生素 C 能长期大量服用吗？不能。根据《中国居民膳食营养素参考摄入量》（2013 版），我国维生素 C 推荐摄入量（RNI）为 100mg/d，可耐受最高摄入量（UL）为 2000mg/d。维生素 C 的食物来源主要是新鲜的蔬菜和水果，一般人只要保持正常的饮食，很少会出现维生素 C 缺乏，也就没有必要再额外补充维生素 C。

（3）长期大量服用，可能出现不良后果。①如长期服用，人的生理调节作用已适应高浓度维生素 C，一旦停服，可能会出现牙龈出血、皮下瘀斑等维生素 C 缺乏症状，故宜逐渐减量停药。②高浓度的维生素 C 还可以使尿液酸度增高，在结石的形成中也起到推波助澜的作用。③过量服用（每日用量 1000mg 以上）还会引起皮肤红而亮——这恐怕不是闺蜜想要的！④引起头痛、尿频（每日用量 600mg 以上）、胃痉挛，以及胃肠道功能紊乱，包括腹泻、恶心、呕吐。⑤个别严重者还可能出现变态反应、过敏性反应、过敏性休克。

（4）慎用维生素 C 的情况。见表 26。

（5）正确使用维生素 C 泡腾片。应溶解于约 200mL、40℃的水或冷水中，因维生素 C 易氧化，不宜用热水冲服。冲泡好后不能在空气中暴露时间过长，以免损耗维生素 C，最好是现泡现喝。成人每日 1 次，每次 1 片，服用药物时间长短最好还是根据病情，遵从医嘱。

表 26　　慎服维生素 C 的情况

慎用维生素 C 的情况	干扰作用和药物相互作用
半胱氨酸尿症	口服大剂量维生素 C 可干扰抗凝药的抗凝效果，如华法林
痛风	与巴比妥或扑米酮等合用，可促使维生素 C 的排泄增加
高草酸盐尿症、草酸盐沉积症	纤维素磷酸钠可促使维生素 C 代谢为草酸盐
尿酸盐性肾结石	长期或大量应用维生素 C 时，能干扰双硫仑对乙醇的作用
血色症	水杨酸类能增加维生素 C 的排泄
铁粒幼细胞性贫血或地中海贫血	—
镰形红细胞贫血	—
糖尿病	维生素 C 干扰血糖定量
葡糖糖 –6– 磷酸脱氢霉缺乏症	—

　　冲泡维生素 C 泡腾片时，还要注意"消消气"。泡腾片放入水中后，其中的有机酸和碳酸（氢）盐发生反应，产生大量二氧化碳气体，使片剂迅速崩解，一般全过程需 1 ~ 5 分钟。如在气泡消失前饮用，未崩解部分可能在口腔、食管或胃内继续崩解，产生大量二氧化碳气体，导致腹胀、腹痛、打嗝，若气泡流入呼吸道，还可能造成呛咳、窒息等。

　　维生素 C 泡腾片还真的不像喝果汁那么简单、随意，那孕妇在孕期中有必要补充维生素 C 吗？维生素 C 在维持氧化还原平衡的细胞代谢中有很重要的作用，每日需要量设定为100mg。维生素 C 缺乏会导致坏血病，出现胶原代谢紊乱，并有出血倾向。胎儿血液中维生素 C 浓度是母体血液中的 3 倍，这是因为脱氢抗坏血酸胎盘转移后，维生素 C 在胎儿体内积累。目前尚不清楚给予维生素 C 是否会影响胎儿的氧化还原平衡。

　　建议：如果饮食平衡，怀孕期间不需要补充维生素 C。

　　温馨提示　若想外出不被晒黑，防晒霜和具有一定防晒指数的防晒衣、帽子等也许是最佳选择。

【参考资料】

[1] Sassan Pazirandeh，David L Burns. 水溶性维生素概述 [DB/OL]. UpToDate 临床顾问.

[2] 陈新谦，金有豫，汤光. 新编药物学 [M]. 17 版. 北京：人民卫生出版社，2011：781−782.

[3] Traxer O，Huet B，Poindexter J，et al. Effect of ascorbic acid consumption on urinary stone risk factors[J]. J Urol，2003（170）：397.

[4] Richard K，Miller，Paul Peters. Drugs During Pregnancy and Lactation[R]. 2015：493−510.

[5] 中国营养学会. 中国居民膳食营养素参考摄入量 [M].2013 版. 北京：科学出版社，2013：383.

75. 抗菌药物的正确使用方式

天气突然转凉，不小心就感冒了，买点"消炎药"吃吃就好了……是这样吗？发烧了，咽痛流涕，翻一翻家里药箱，阿莫西林胶囊、左氧氟沙星片、布洛芬混悬剂……这些都是什么药？我该选哪个吃？先别急，感冒发烧可不能随意乱吃药，抗菌药物虽在生活中常常被使用，但并不是"万能药"，先让我们来了解一下抗菌药物的正确使用方式吧。

（1）抗菌药物。抗菌药物是指对细菌有抑制或杀灭作用的药物，包括抗生素和人工合成的药物（磺胺类和喹诺酮类）。注意：①抗菌药物对病毒感染无效。②抗菌药物≠消炎药。

（2）抗菌药物与消炎药的区别。消炎药是指抑制炎症的药物，主要包括甾体抗炎药和非甾体抗炎药，常见的如醋酸泼尼松、阿司匹林、布洛芬。

引起身体炎症的原因有很多，据病因分类，大致可分为两种：①感染性炎症，由细菌、真菌、病毒、寄生虫等引起。②非感染性炎症，可以由物理因子（高温、放射性物质等）、化学因子（强酸、强碱）、过敏反应等因素引起。

因此，炎症≠细菌感染，对于由细菌等微生物引起的感染性疾病，可以使用抗菌药物治疗。当为非感染性炎症时，无须使用抗菌药物。消炎药只能起到抑制炎症的作用，并不能杀灭细菌、控制感染。

（3）常见的口服抗菌药物。见表27。

如果觉得眼花缭乱，可以通过"关键词"来识别家庭中常见的抗菌药物，或者查看药品标签与说明书，标注了可用于治疗某某细菌感染的疾病，就属于抗菌药物。

表27　　常见的口服抗菌药物

分类	药品名称	记忆关键词
青霉素类	阿莫西林、阿莫西林克拉维酸钾、氨苄西林	西林
头孢菌素类	头孢丙烯、头孢呋辛、头孢克洛、头孢克肟	头孢
喹诺酮类	左氧氟沙星、莫西沙星	沙星
大环内酯类	克拉霉素、阿奇霉素	霉素
四环素类	多西环素、米诺环素	环素
其他	甲硝唑、复方磺胺甲噁唑……	硝唑、噁唑……

（4）正确使用抗菌药物。①不擅自选药：随意服用会增加细菌耐药及药品不良反应风险。②凭处方服用：遵医嘱服药，提高疗效。③选择适合剂型：能口服不肌注，能肌注不输液。④不随意停药：足量足疗程用药，避免感染反复。

（5）使用抗菌药物注意事项。下述人群用药尤其应谨慎：

老年人　一般指年龄超过65岁的人。随年龄增长，人体各脏器生理功能减弱，并且常患多种疾病，因此，需遵循以下原则：①使用经肾脏排泄的药物时，需要根据肾功能调整剂量，如青霉素、头孢菌素类等。②宜选用毒性较低且杀菌作用强的药物，如青霉素、头孢菌素类等，避免使用氨基糖类。

妊娠人群　①妊娠期用药必须有明确指征，能用单一品种就不要联合用药，能用结论比较肯定的药物就避免使用比较新的、尚未肯定对胎儿是否有不良影响的药物。②尽量选用美国食品及药品管理局（FDA）拟定的妊娠安全分级为 A、B 类药物，慎用 C 级药物，禁用 D、X 级药物。③严格掌握剂量和用药持续时间，尽可能使用可控制病情的最低有效剂量，注意及时停药。④孕妇健康有利于胎儿正常生长发育，孕妇患病应及时就诊，明确诊断。如果明确有细菌感染，则及时合理使用抗菌药物。

美国食品及药品管理局根据动物实验和临床实践经验及对胎儿的不良影响，将药物分为 A、B、C、D、X 五级。我们可以通过这个分级来参考药物的安全性：① A 级，在设对照组的药物研究中，在妊娠首 3 个月的妇女未见到药物对胎儿产生危害的迹象（并且没有在其后 6 个月具有危害的证据）。该类药物对胎儿影响甚微。② B 级，在动物繁殖研究中（并未进行孕妇的对照研究），未见到药物对胎儿的不良影响；或在动物繁殖研究中发现药物不良反应，但这些不良反应并未在设对照组的、妊娠首 3 个月的妇女中得到证实。③ C 级，动物研究证明药物对胎儿具有危害性（致畸或胚胎死亡等），或尚无设对照的妊娠妇女研究，或尚未对妊娠妇女及动物进行研究。本类药物只有确定了对孕妇的益处大于对胎儿的危害之后，方可使用。④ D 级，有明确证据显示，药物对人类胎儿有危害性，但尽管如此，孕妇用药后绝对有益（例如用该药物来挽救孕妇生命，或治疗用其他较安全药物无效的严重疾病）。⑤ X 级，对动物和人类的药物研究或人类用药的经验表明，药物对胎儿有危害，而且孕妇应用这类药物无益，因此禁用于妊娠或可能怀孕的患者。

需要注意的是，FDA 妊娠用药分级指的是在常规剂量下对药物的评价。即使 A 类药物，在大剂量使用时，也可能会产生 C 类药或 X 类药的危害。在不同用法之下，药物的等级分类也会相应改变。如：四环素在局部皮肤外用时属于 B 级，但在口服以及眼部用药时属于 D 级。

哺乳期人群　某些抗菌药物可以通过乳汁分泌，应在医师指导下使用。

儿童　儿童尚处于生长发育阶段，用药剂量与成人也有较大差别，通常按儿童体重、年龄、体表面积计算具体的用药剂量。

儿童有较大不良反应的抗菌药物有：①氨基糖苷类，有明显耳毒性、肾毒性。新生儿应避免使用，婴幼儿应在医生指导下慎用。②四环素类，可致牙齿黄染及牙釉质发育不良，不可用于8岁以下儿童。③喹诺酮类，对骨骼产生不良影响，避免用于18岁以下未成年人。

抗菌药物小歌谣

抗菌药物有学问，杀灭细菌和真菌，

病毒感染无作用，抗菌种类要了解，

不可随意乱选用，诱导耐药危害大，

老人妇儿要注意，合理用药遵医嘱，

足剂量和足疗程，身体才能好得快。

【参考文献】

[1] 杨宝峰，陈建国. 药理学 [M]. 9 版. 北京：人民卫生出版社，2018.

[2] 步宏，李一雷. 病理学 [M]. 9 版. 北京：人民卫生出版社，2018.

[3]《抗菌药物临床应用指导原则》修订工作组. 抗菌药物临床应用指导原则 [M]. 北京：人民卫生出版社，2015.

[4] 林丽苹. 妊娠期抗菌药物使用原则 [J]. 医学信息，2011，24（3）：2.

[5] 姜远英，文爱东. 临床药物治疗学 [M]. 4 版. 北京：人民卫生出版社，2016.

[6] 王兴，王辉，等. 国家抗微生物治疗指南 [M]. 2 版. 北京：人民卫生出版社，2017.

76. 消肿的好方法：硫酸镁甘油热敷

在日常生活中，人们对暖宫贴、发热贴、自热贴等热敷已司空见惯，但对硫酸镁甘油热敷却知之甚少。很多人也许会纳闷，硫酸镁甘油有什么治疗作用呢？怎么热敷？用什么敷？敷多久呢？通过这篇科普小文章，让我们一步步揭开硫酸镁甘油热敷的神秘面纱吧。

（1）硫酸镁甘油。它是一种无色或淡黄色稠状液体，为高浓度外用液体。其中，硫酸镁有渗透性消肿、止痛作用，甘油具有吸湿（即保湿）作用。甘油与硫酸镁合用，能使局部组织软化，减少硫酸镁对皮肤的刺激，以保护皮肤，并能使皮肤局部湿度增加，角质水合程度增加，还能使硫酸镁经皮吸收增加，从而提高治疗效果。

本药临床上用于急性踝扭伤水肿、痛风性关节炎引起的肿胀、嵌顿痔的术前消肿、注射部位硬块、输液外渗水肿、静脉炎等，以及妇科会阴小手术和分娩后会阴部水肿的局部消肿。

（2）热敷的目的。硫酸镁甘油热敷的目的是什么？什么情况下需要热敷呢？硫酸镁甘油热敷主要是利用热的作用，使血管扩张，加快血液流动，使患处的肿胀组织加快代谢和营养供给，从而促进肿胀部位渗出物的吸收、消散。热敷还能降低肿胀部位的神经末梢兴奋性，缓解患者疼痛和痉挛症状。

一般刚刚扭伤的患者需要进行冰敷，目的是收缩血管，减少出血与肿胀，而一般伤后48到72小时后就不能进行冰敷了，这时血管凝血机制已经启动，已经完全地进入栓塞过程。对于这样的情况需要积极进行热敷，目的是促进血液循环，促进瘀血的吸收，从而改善患者肿痛症状。

（3）热敷具体操作。硫酸镁甘油热敷的具体操作如下：

先把无菌纱布、脱脂棉或干净毛巾放入清洁容器中，再把适量硫酸镁甘油倒入容器，以完全湿润纱布，提起不流液体为宜。再将纱布覆盖于患处进行热敷。

有4种热敷方法可供参考：①方法1，把已润湿药液的纱布敷于患处，用红外灯或其他光照设备照射，缓缓加热就变成热敷了。②方法2，把加热好的热毛巾或热水袋压在已润湿药液的纱布上，通过热传导原理把湿敷变热敷。③方法3，把装有硫酸镁甘油的容器用烧开的热水隔水加热，再把纱布放入容器中充分润湿后进行热敷。④方法4，把装有药液和纱布的整个容器一起放入微波炉中加热后再进行热敷。

问题解答

热敷以多热为宜呢？需敷多久？每日敷多少次？热敷温度以50℃左右为宜（热到烫手，皮肤感觉很热，但无刺痛感），每次敷30分钟，每日2次。

硫酸镁甘油需要稀释后使用吗？不同浓度的硫酸镁在临床上药理作用也不同。硫酸镁甘油是高浓度的外用液体。据临床研究，将硫酸镁、甘油制成40%～50%浓度，能使局部组织形成高渗性环境，促进局部肿胀消退，稀释后使用将明显降低局部消肿效果。因此，硫酸镁甘油用于热敷消肿时不建议稀释使用，应由医生根据病情需要开具医嘱后使用。

（4）热敷注意事项。①请在医生和药师的指导下使用。②对于开放性伤口（如自然分娩中的会阴侧切）的热敷，需做好伤口消毒，避免感染。消毒可参考以下步骤：先用0.9%氯化钠注射液（生理盐水）对伤口进行清洗，再用碘伏或其他皮肤消毒液（如醋酸氯己定溶液、乳酸依沙吖啶溶液等）进行消毒。③进行热敷前记得先用手部皮肤测试纱布温度，以防温度过高烫伤皮肤。④如果症状未缓解请及时到医院复诊。

【参考文献】

[1] 郭秀荣，马巧玲. 甘油硫酸镁外敷联合红外线照射治疗外伤性肢体水肿50例 [J]. 山东医药，2010，50（2）：109-110.

[2] 张红云，徐颖，吴颖. 硫酸镁甘油湿敷在会阴侧切术后切口的应用护理观察 [J]. 内蒙古中医药，2013，32（14）：170-171.

[3] 何勇毅，钟志辉，向异，等. 硫酸镁甘油合剂配合甘露醇治疗急性踝扭伤的疗效分析 [J]. 中国医药指南，2013，11（12）：169-170.

[4] 阮向红. 硫酸镁甘油湿敷在嵌顿痔水肿防治中的应用 [J]. 结直肠肛门外科，2008（3）：163-165.

[5] 唐滔. 40%硫酸镁甘油溶液治疗痛风性关节炎临床疗效观察 [J]. 生物技术世界，2014（7）：126，128.

77. 特殊剂型药物怎么应用?

在医院看病时,你是否经常有很多这样的疑惑:为什么会有"×××缓释片""×××控释片""×××肠溶片"如此眼花缭乱的药品名称? 这些带有不同名称的药品有什么区别? 它们的服用方法一样吗? 下面让药师告诉你这些剂型的正确用法吧。

(1)缓释片、控释片、肠溶片在人体内的释放特点。缓释片是指药物在人体内缓慢非恒速释放的特殊制剂,控释片是指药物在人体内缓慢恒速释放的特殊制剂,这两种剂型均能够使药物维持稳定的血药浓度。肠溶片是指药物仅在肠道环境下才可崩解的特殊制剂。

(2)缓释片、控释片、肠溶片的优点。①缓释片、控释片:可减少患者的给药次数,有效避免药物漏服;药物吸收完全,提高药物疗效;药物处于最小有效浓度,减少毒副作用。②肠溶片:减少药品对胃肠道产生的刺激。

(3)缓释片、控释片、肠溶片常见服用误区。①是否可以碾碎? 缓释片、控释片、肠溶片碾碎后,包裹药物的特殊材料会被完全破坏,导致药物迅速释放,无法达到稳定的血药浓度,甚至可导致患者体内血药浓度过高,出现不良反应;而且肠溶片会直接在胃内溶解,增强对胃黏膜的刺激,增加胃部不适风险。②是否可以掰开? 因不同厂家的缓释片、控释片制剂工艺存在区别,缓释片或控释片面上有"刻痕线"并不表示可以掰开服用。此时应详细阅读说明书是否有"整片吞服""不可掰开或碾碎""可沿刻痕掰开"等字样。无论什么药品,都需要仔细阅读说明书,了解正确的服用方法。

【参考文献】

[1] 钟荣翠. 浅谈缓. 控释制剂的使用注意事项 [J]. 北方药学,2015,12(5):153-154.

[2] 孙雨菁. 抗高血压药物不同缓控释剂型在鼻饲中的应用 [J]. 中华全科医学,2021,19(1):108-112.

[3] 程建娥. 浅谈口服缓控释制剂的临床应用及注意事项 [J]. 临床药物治疗杂志, 2009, 7（1）: 53-57.

[4] 刘元江. 片剂药品说明书完整服用信息标注情况的调查分析 [J]. 中国药房, 2011, 22（48）: 4525-4528.

78. 中药膏方

随着人民生活水平的不断提高，大众对健康的需求日益提升，而中医药在治未病方面具有很好的优势，膏方就是其中一种治未病的重要手段，它具有亚健康干预、体质调理、疾病防治等作用。

（1）什么是膏方。膏方是将单味或多味中药根据中医学整体观念、辨证论治原则，经过合理配伍组方、反复煎煮、浓缩或加胶类及辅料收膏而成的半流体或固体状剂型，属于中医传统的丸、散、膏、丹、酒、露、汤、锭八大药物剂型之一。

"膏"即膏剂，分外用和内服两种。外用膏剂是中医外治法中常用剂型，用于皮肤、疮疡、内科、妇科等病症，一般称之为"膏药"。内服膏剂就是人们所说的膏方，是具有滋补强身、抗衰延年、纠偏祛病等综合作用的中药制剂，广泛用于内、外、妇、儿、骨伤、眼耳口鼻等科疾患及病后体虚者。以滋补作用为主的膏方，又称为"膏滋"。膏方的原材料由中药饮片、贵重细料、胶类、糖蜜类和其他辅料等5部分组成。

（2）膏方的发展历史。①萌芽阶段: 秦汉时期，外用膏剂问世，内服膏剂应用开始。外敷称膏，内服称煎。②发展阶段: 唐宋时期，由治病向养生延伸，在治病和滋补养生方面都得到广泛应用。③成熟阶段: 明清时期，工艺完善，膏方迅速发展，广泛应用于中医内外妇儿各科。④普及阶段: 在近现代，应用如火如荼，方兴未艾。

（3）膏方的分类。①根据添加成分可分为4类: 清膏，为中药饮片煎煮浓缩后直接收膏者，一般不加辅料；蜜膏，收膏时加入蜂蜜，尤适合年老体弱、有慢病的患者；素膏，由中草药组成，不加入动物类或动物胶，不易发霉，四季均可服用；荤膏，膏方中含动物胶或胎盘、鹿鞭等动物药，不易久存，一般冬季服用。②根据加工方式可分为两类：个体化膏方（定制膏方或临方），针对每个人具体情况辨证选用药物和剂量，一人一方，针对性强，疗效好；成品膏方，针对某一类型人群而预先做好的膏方，不能根据个人的具体情况改变药物成分和剂量，针对性不够强，疗效稍差，但方便、随开随用，药味一般不多，组成较简单。

（4）膏方的特点。①服用、携带方便，依从性高，每天1～2次，开水冲饮，减少汤剂每天煎煮的麻烦。其属半流体状或固体状物体，便于携带，受到患者尤其流动性较大人群的欢迎。②补治结合，既可滋补强身，又能祛邪治病。③针对性强，一人一方，量身定做。根据患者不同的体质特点和不同症状、体征而组方，充分体现辨证施治和因人、因时制宜的个体化治疗原则。④口感较好，一般含适量糖分，减少汤剂味苦难服的缺点，老少皆宜。

（5）膏方的功效和适用人群。①补虚扶正。用滋补强身的药物，补益人体脏腑气血阴阳之不足，改善人体虚弱状态。凡五脏亏虚、气血不足、阴阳虚损、体质虚弱者均可服用，如外科术后、妇女产后以及大病、重病、慢性消耗性疾病处于恢复阶段出现各种虚弱证候者均可用。②调理亚健康，通过调理体质，调节人体阴阳平衡，以此纠正亚健康状态。③强体抗衰、延年益寿，中医学认为衰老主要是由脾胃虚弱、肾气衰退、阴阳失调等引起，通过膏方调治可调理脾肾和调整阴阳平衡，从而抗衰老、健体强身。④防病治病，针对患者不同病证开具的膏方能防病治病，如慢性支气管炎、肺气肿、肺心病、冠心病、贫血、中风后遗症、消瘦和糖尿病等。在缓解期与稳定期服用，可提高机体免疫功能，增强抵抗力，防止疾病复发。预防与治疗用药错时服用，治病与防病并举。⑤美容、养颜、益智，可通过补肾调肝、益精补血来调节冲任，对中年及更年期妇女有一定的美容养颜作用。

由此可见，膏方的临床应用广泛，适用于老年人、妇女、儿童、慢性病患者以及亚健康人群，临床应用涉及内科、外科、儿科、妇产科、五官科、男科及治未病等。中医治未病的理论包括未病先防、已病防变及瘥后防复三方面的内容。现代医学中的亚健康状态，就属"欲病未病"的状态，属于中医治未病的范畴。

（6）膏方的服用方法。分为冲服、调服和含服三种：①冲服，为较常用的方法，即取适量药膏放在杯中，用白开水冲入搅匀使之溶化后服下。②调服，因病情需要或膏方胶质黏稠难化，可加黄酒或水隔水炖热，调匀后服下。③含服，又称"含化"，即将药膏含在口中溶化，慢慢咽下，以发挥药效。

膏方的服用时间也有讲究：①膏方一般宜在餐前服用，每日 1～2 次。②胃肠道疾病或空腹服用易引起腹部不适或食欲下降者，则应在餐后 1 小时左右服用。③用于补心脾及安心神的膏方，宜在睡前 15～30 分钟服用。④治疗心、肺等疾病的膏方，一般放在餐后半小时服用。

还应根据膏方的性质、患者体质以及疾病轻重等情况综合考虑，决定服用剂量。一般每日 2 次，每次服用膏方取常用汤匙 1 匙为准（20g 左右）。初次服用先以半量开始，适应 1 周后，改为常规用量。

（7）服用膏方的注意事项。①需遵循辨证论治的原则，在医生的指导下使用。②服用期间应避免进食生冷、油腻、辛辣等不易消化及有较强刺激性的食物。③服用时不宜饮浓茶、咖啡、可乐等。④服用含人参的膏方要忌食萝卜，服含何首乌的膏方时要忌猪、羊血及铁剂。⑤服用膏方期间发生感冒、发热、咳嗽多痰、急性胃肠炎，或呕吐、腹泻、厌食、过敏时，应暂停服用，待治愈后再继续服用。⑥急性疾病和发热、脘腹疼痛、慢性疾病发作期和活动期、腹泻、胆囊炎、胆石症发作、慢性肝炎活动期均不宜服用膏方，以免邪气羁留，使原发病病情加重。⑦婴幼儿、孕妇、哺乳期妇女等不宜使用，经期妇女慎用。⑧膏方启用后要妥善保管，一般以清洁干燥的玻璃、陶瓷罐为容器存放，切不可用金属的锅、罐存放，以免发生化学反应。⑨因膏剂含有糖分和动物蛋白，温度高易发霉变质，故应于阴凉干燥处储存，一般建议冬季放在阴凉处，其他季节放冰箱冷藏。

综上所述，我们要正确认识膏方的作用，不要盲目跟风进补，应该在医生的指导下使用，辨证论治，一人一方，规范用药。

【参考文献】

[1] 黄亚博,霍介格,罗兴洪. 江苏中医膏方临床应用专家共识（2021）[J]. 江苏中医药, 2022, 54（1）: 1-13.

[2] 医疗机构岭南膏方的制备与合理使用专家共识 [J]. 今日药学, 2019, 29（12）: 793-802.

[3] 李紫嫣,国大亮,刘洋,等. 中医传统膏方的研究进展 [J]. 药学研究, 2020, 39（10）: 597-600.

[4] 杨金怡,丁炜光. 中药膏方应用概述 [J]. 中国疗养医学, 2022, 31（1）: 48-50.

[5] 刘奇,陈靖雯,李赛美. 张仲景"治未病"学术思想探微 [J]. 新中医, 2012, 44（4）: 145-146.

[6] 魏勇军. 试论张仲景治未病思想 [J]. 河北中医, 2013, 35（10）: 1563-1564.

[7] 王珺,张婉,陈浩林,等. 探讨传统膏方在"治未病"中的临床体现 [J]. 时珍国医国药, 2009, 20（12）: 3100-3101.

79. 了解中药煎煮时长和器具，对疗效至关重要

"煎药之法，最宜深讲，药之效不效，全在乎此"，中药煎煮用什么锅？煮多久？中药煎煮是否得当对中药疗效至关重要。那么，如何正确煎煮和服用中药呢？请阅读这份"秘籍"。

（1）煎煮器具的选择。首选瓦罐、砂锅，次选搪瓷、玻璃材质的器具，也可使用不锈钢锅。忌用铁器、铜器、铝器，因为中药中含有鞣质、有机酸等成分，易与铁、铜、铝等金属发生化学反应而影响汤药的口感和疗效，甚至可能产生毒性。

（2）浸泡用水及时间。①浸泡用水：不宜洗涤，直接浸泡。应选用冷水（自来水、泉水、甜井水、河水或蒸馏水），切勿用热水。加水量以浸透后高出药面 2～3 厘米为宜。②浸泡时间：一般药物浸泡时间为 20～30 分钟，根茎、种子、果实类可浸泡 1 小时。夏天气温高，浸泡时间可适当缩短些，以免导致腐败变质。

（3）煎煮火候、时间。一般中药煎煮2次。煎煮一般先用武火（大火）迅速煮沸数分钟后，改用文火（小火）慢煎。解表药及芳香类药物应用武火急煎，头煎煮沸10～20分钟左右，第二煎可缩短时间至10～15分钟。滋补药先用武火煮沸，再用文火慢煎，头煎煮沸30～60分钟，二煎煮沸20～30分钟。特殊注明"先煎""后下""包煎""单煎""烊化"的，需另按要求煎煮。

（4）服药时间及注意事项。汤药一般应温服，不同汤药服药时间有差异，分空腹、餐后、睡前服用等，急性病与慢性病也各不相同。①空腹服用：滋腻补益药、利气性汤药。②宜餐后服：利导性汤药。③睡前服用：安神药。④急病服药：不拘时候，可顿服、连续服，以达急病快治之效。⑤慢性病服药：宜定时定量，以达慢病恒治之功。

【参考文献】

[1] 陆黎. 中药煎煮注意事项 [J]. 临床合理用药杂志，2010，3（21）：17.

[2] 马红. 浅谈中药煎煮方法及注意事项 [J]. 内蒙古中医药，2014，23（9）：80-81.

[3] 肖君. 中药的煎煮方法、服用与疗效探讨 [J]. 中国中医药咨讯，2010，2（13）：256.

[4] 杜倩. 中药煎煮与服用方法 [J]. 饮食保健，2018，5（10）：35-36.

[5] 郭祥云. 浅谈中药煎煮法 [J]. 中国中医药咨讯，2010，2（18）：27.

80. 云南白药气雾剂红瓶、白瓶的区别

日常生活中发生跌打扭伤或摔伤，都是很常见的事，因此云南白药气雾剂是很多家庭的常备药。云南白药气雾剂是外用喷剂，具有活血散瘀、消肿止痛的功效，适用于跌打损伤、瘀血肿痛、肌肉酸痛及风湿疼痛。其具有剂量小、分布均匀、起效快、使用方便等特点。

打开一盒云南白药气雾剂，会看到一红一白两个小瓶。它们有什么区别？该怎

么用呢？下面就给大家介绍云南白药气雾剂的正确使用方式。

（1）红瓶、白瓶的区别。红瓶是云南白药气雾剂保险液，有冷却、收缩血管，迅速缓解疼痛的作用。白瓶是云南白药气雾剂，有活血化瘀作用，能够扩张局部毛细血管，改善局部微循环，迅速消除肿胀，改善活动功能，促进功能恢复。

（2）怎样使用红瓶、白瓶。凡是比较严重的闭合性跌打损伤，应先喷红瓶的保险液止痛，如剧烈疼痛仍不缓解，可间隔 1～2 分钟重复给药，但 1 日内使用不得超过 3 次。使用时注意先振摇一下，喷射时喷嘴离受伤部位 5～10 厘米，喷射时间在 3～5 秒钟，不能长时间喷射，以防局部冻伤。

喷红瓶保险液 3 分钟后，才可以喷白瓶气雾剂，可活血散瘀、消肿止痛，促进损伤局部的出血、肿胀的消除。白瓶可以单独使用于疼痛不剧烈的跌打损伤，或者如风湿痛、肌肉酸痛、关节痛、腰椎痛等，1 日 3～5 次。

（3）注意。红白瓶需一起使用时，一定是红瓶在先，白瓶在后，一旦使用白瓶后，就不宜再用红瓶了。因为红瓶的止血、冷冻作用会妨碍局部瘀血的吸收和消散，从而降低白瓶药液的效果。

温馨提示 ①云南白药是外用制剂，禁止内服。切勿喷入口、鼻、眼中，使用后立即洗手。②孕妇、皮肤及黏膜破损或溃烂者禁用，酒精过敏及过敏体质者慎用。③应置于阴凉处保存。④存放在儿童接触不到的地方。⑤儿童必须在成人的监护下使用。⑥如已使用其他药品，拟使用本品时可先咨询医生或者药师，合理用药。

【参考文献】

[1] 郑路照，林杭．云南白药气雾剂治疗踝关节扭伤的疗效观察 [J]. 中国校医，2009，23（1）：73.

[2] 张海杰．云南白药气雾剂的临床应用与不良反应 [J]. 现代医药卫生，2013，29（1）：57，59.

[3] 云南白药气雾剂药品说明书．

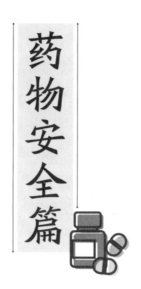

药物安全篇

81. 除了头孢，还有哪些药物服用时不能饮酒？

餐桌上，小李说："今天感冒了，虽然吃了感冒药，但是还是觉得浑身不舒服，今晚我们喝点酒暖暖身子。"

小刘说："吃了药还是不要喝酒啦，身体要紧！"

小宁说："又没有吃头孢，不要紧的啦……"

除了头孢，吃了其他的药品真的能随意饮酒吗？要了解服用什么药品后不能饮酒，首先我们要知道酒精在体内的代谢过程。

（1）服用某些药不能饮酒，与酒精在人体内的代谢有关。酒精在人体内通过乙醇脱氢酶转化为乙醛，乙醛再经肝脏中乙醛脱氢酶转化为乙酸。其中，乙醛对人体是有毒性的，如体内乙醛脱氢酶受到抑制，乙醛在体内蓄积过多就会引起乙醛中毒。

下面这些症状称为双硫仑样反应。双硫仑本身是一种戒酒药物，服用后喝一点酒就会浑身难受，出现面部潮红、眼结膜充血、视物模糊、头颈部血管剧烈搏动或搏动性头痛头晕，以及恶心、呕吐、出汗、口干、胸痛、心肌梗死、急性心衰、呼吸困难、急性肝损伤、惊厥甚至死亡等，查体时可有血压下降、心率加速（可达 120 次 / 分），其严重程度与用药剂量和饮酒量成正比关系。

肝脏里的乙醛脱氢酶的水平高，意味着解酒能力强，而一些药物可抑制乙醛脱氢酶的活性，如头孢中含有可抑制乙醛脱氢酶活性的结构，可减少乙醛的代谢导致乙醛堆积而发生双硫仑样反应危及生命安全。

（2）可与酒精产生不良反应的药物。 见表 28。

表 28 可与酒精产生中毒反应的药物

种类	作用	代表药物
抗菌药物	（抑制乙醛脱氢酶活性）双硫仑样反应、休克	甲硝唑、呋喃唑酮、磺胺甲噁唑（磺胺类）、头孢类
镇静催眠药物	（酒精与药物作用相同）昏睡、血压下降、休克	地西泮片、苯巴比妥注射液、咪达唑片
降压药	血管扩张，低血压性休克	普萘洛尔片、硝苯地平片、利血平片
抗心绞痛药	血管扩张，剧烈性头痛，低血压性休克	消心痛、硝酸甘油片
降糖药	头昏、心慌、出冷汗、发抖，甚至低血糖休克	二甲双胍片、格列美脲片、胰岛素注射液
解热镇痛药	含对乙酰氨基酚的解热镇痛药会加速消耗谷胱甘肽，引起肝损伤；布洛芬、阿司匹林等与酒精共同刺激胃肠道，破坏胃黏膜，加重胃病引发胃出血等胃肠道反应	对乙酰氨基酚片、感冒颗粒、复方氨酚烷胺胶囊、酚麻美敏片、阿司匹林片、消炎痛片、布洛芬片

在服用药品期间应主动询问医生或药师是否应避免饮酒，因为饮酒除了会导致双硫仑样反应等一系列严重症状，还可能会影响药物疗效，增加药物不良反应。

（3）发生不良反应怎么办？ 当服用药品而又饮酒以后，如出现面部潮红、头痛、腹痛、出汗、心悸、呼吸困难等醉酒样反应要警惕，立即送到医院接受治疗。如果得不到及时救治，可能会出现急性心力衰竭、呼吸抑制、心肌梗死等，严重者可能会休克甚至死亡。尽管因为双硫仑样反应死亡的案例并不常见，但也偶有发生，仍需引起重视。

药物和酒精同用所引起的严重不良反应一般预后良好，无后遗症，因此我们对于这些易引起双硫仑样反应等严重不良反应的药品无须过度恐惧，而是要在医生、药师的指导下合理用药。为了我们的健康，平时还应秉着"吃药不喝酒、喝酒不吃药"的原则！

【参考文献】

[1] 国家药典委员会. 中华人民共和国药典：临床用药须知 [S]. 北京：中国医药科技出版社，2020.

[2] 陈新谦，金有豫，汤光. 新编药物学 [M]. 18 版. 北京：人民卫生出版社，2019.

[3] 翟红梅，肖颖，肖霄，等. 酒在人体内的代谢及酒精中毒 [J]. 石家庄学院学报，2010，12（3）：27−29.

[4] 李冬茹，刘天翼，吴寿鹏. 头孢哌酮致双硫仑样反应误诊分析 [J]. 临床误诊误治，2022，35（9）：18−21.

[5] 卿笃信，林礼茂，凌奇荷. 急性酒精中毒患者血浆氧化型低密度脂蛋白的变化 [J]. 湖南医学，1999（5）：345.

[6] 阴绯. 对乙酰氨基酚致慢性酒精中毒患者肝损伤 1 例报告 [J]. 临床肝胆病杂志，2015，31（11）：1904−1905.

[7] 杨振英，王英梅. 糜烂出血性胃炎临床及内镜下特点分析 [J]. 医学信息（中旬刊），2010，5（12）：3551.

82. 走出用药误区，老年人用药要把握好安全原则

人口老龄化已成为全球趋势，身患多种慢性疾病及多重用药的情况越来越普遍，药物间相互作用所致的药物不良反应问题日趋严重，这种情况增加了共病患者的治疗风险，已经成为严重的公共卫生问题。老年人（一般指 65 周岁以上，但小于 65 岁者也应该注意）如何安全合理用药，请牢记以下几点：

（1）老年人用药常见误区。①久病成医，自行用药：不少老年慢性病患者，凭

着自己"久病成医"的经验，每当慢性病急性发作时便自行去药店买药，因未考虑病情发展变化，容易引起药物不良反应或者治疗效果不佳。②迷信广告，跟风买药：现在各种电视广告、网络广告五花八门，某些药品、保健品的夸大疗效广告也充斥其中，不少老年人对此类信息缺乏鉴别能力，或盲从、跟风买药，费钱又无效。③越贵越好，保健品当药：药品并非普通商品，一分钱一分货的"真理"并不适用，而且保健品也不能当作药品对疾病进行预防或治疗。④盲目用药，越多越好：研究表明同时服用5种以上的药品，随着品种越多，发生药物不良反应的概率越高，盲目联合用药可能适得其反。⑤时机不当，疗效减半：未能根据药品说明书或者遵照医嘱按时服药，如大部分护胃药（××拉唑）在饭前半小时空腹服用效果优于饭后服用。⑥讳疾忌医，不敢用药：有不少老年患者，因担心药品的不良反应而不敢用药，想凭自身免疫力"硬抗"，这容易导致病情进展。

（2）老年人安全用药原则。针对上述常见的用药误区，药师告诉您，老年患者要安全、合理、有效地使用药品，应遵循以下用药原则：①小剂量用药：老年人的机体由于发生退行性改变、代谢减慢等生理因素，在服用药物时应从小剂量开始服用，一般剂量为成人用量的 1/2 ~ 2/3，避免起始大剂量服用引起的药物蓄积和不良反应。②个体化给药：用药时应充分考虑患者个人的基础疾病、健康状况、经济因素等，制定个体化给药方案，对症下药。③精简用药：能单药治疗的，就不联合用药；如病情需要必须联合用药治疗，在保证疗效的情况下应"少而精"，尽量减少用药数量，优先选择相互作用少的药物。④规律服药：严格遵照医嘱的用法用量，按照药物各自的最佳服药剂量和时间规律服药，可降低药物相互作用的风险。⑤适时停药：根据医嘱和药物作用合理掌握停药时间，做到既不过早停药，避免疾病复发或病情"反跳"；也不过迟停药，造成药品浪费，又会给身体带来不良反应，甚至旧病未除又添新病。当出现不良反应时，应及时停药，并到门诊就诊。⑥定期复诊：老年慢病患者需定期复诊，评估病情的变化，由医生决定维持原方案治疗还是重新调整用药方案。

老年人的个体化差异较大，所患疾病和药品的用法、用量也有所不同。当联合使用超过 5 种以上药物时，发生药物相互作用的概率明显增高，可到医院门诊进行药物调整，精简处方，降低不良反应发生的风险。

【参考文献】

[1] 徐园园，徐志杰，倪雅婷，等 . 社区老年人处方精简的研究进展与启示 [J]. 中国全科医学，2022，25（13）：1557-1563.

[2] 潘婉玉，张春慧，张振香，等 . 老年慢性病共病患者多重用药管理分析与评论 [J]. 中国全科医学，2022，25（13）：1545-1550.

[3] 王佳，贾音，王慧丽 . 老年慢性病患者多重用药及用药安全性的研究现状 [J]. 继续医学教育，2021，35（11）：157-159.

[4] 老年人多重用药安全管理专家共识 [J]. 中国全科医学，2018，21（29）：3533-3544.

83. 漏服、多服新型口服抗凝药的房颤患者应该这样做

"我昨天忘记吃利伐沙班了，今天要不要加倍服用？""我今天上午吃了双倍剂量达比加群酯，下午我还要不要继续吃？""我老妈年纪大了，记忆力不好，不记得自己今天有没有吃过抗凝药，怎么办？"别急，别慌，慢慢来，下面来为大家讲清楚，不同措施帮你补救。

（1）什么是房颤？心房颤动，简称房颤，为一种常见的心律失常，指规则有序的心房电活动丧失，代之以快速无序的颤动波，属严重的心房电活动紊乱。房颤在一般人群中的发病率为 0.4% ~ 1.0%，患病率及发病率均随年龄增长而逐步增加，且各年龄段男性均高于女性。

（2）房颤患者为什么需要抗凝？房颤会增加脑卒中（中风）及外周动脉栓塞的风险，其脑卒中的风险是非房颤患者的 4 ~ 5 倍，且将导致 20% ~ 60% 的致死、致残率。但是否每个房颤患者都需要抗凝，需经医生评估决定。

（3）房颤患者可选择哪些抗凝药？口服抗凝药物可以选用华法林或新型口服抗凝药（如利伐沙班、达比加群酯、艾多沙班、阿哌沙班）。具体选择哪种，需由医生根据房颤类型及进行个体化评估后决定，万万不能自己随意更换。

（4）漏服了抗凝药，怎么办？不同的抗凝药物，漏服了，补救措施不一样。①利伐沙班、艾多沙班：通常1日给药1次。如果漏服≤12小时，尽快补服这1次剂量，次日按原计划正常服用。如果漏服＞12小时，无须补服，直接跳过本次剂量，次日按原计划正常服用。②达比加群酯、阿哌沙班：通常1日给药2次。如漏服≤6小时，尽快补服这1次剂量，后按原计划服下一次药。如果漏服＞6小时，无须补服，直接跳过本次剂量，后按原计划服下一次药。

（5）多服了抗凝药，怎么办？如果只是多服了1次双倍剂量，请按以下方法补救：①利伐沙班、艾多沙班：通常1日给药1次，如果误服了双倍剂量时，次日正常服用。②达比加群酯、阿哌沙班：通常1日给药2次，如误服了双倍剂量，停用当日下一次剂量，次日按原计划服用。③如超服剂量很大或不确定，应及时就诊，必要时住院监测或者采取紧急措施。

（6）忘了是否吃过抗凝药的患者如何补救？①利伐沙班、艾多沙班：通常1日给药1次，如血栓风险高（CHA2DS2-VASc ≥ 3分），可考虑服用1片，后按原计划服下一次药；如果血栓风险低（CHA2DS2-VASc ≤ 2分），建议等到下一次服药的时间再服用。②达比加群酯、阿哌沙班：通常1日给药2次，不建议额外加服1次，下次按计划的时间和剂量服用。

可记住以下口诀：漏服"6-12原则"，双倍剂量当日均须停；忘记是否吃，1日1次看风险，1日2次不加服。

温馨提示 ①为了避免剂量错误，建议服用抗凝药的患者使用贴有标签的每周药物分装药盒。②以上的处理措施并不完全适合所有患者，特殊患者还需经专业医务人员评估后做出正确的补救措施。③在自行处理剂量错误期间，发生任何不适，请及时就医。

【参考文献】

[1] Steffel J, Verhamme P, Potpara TS, et al. The 2018 European Heart Rhythm Association Practical Guide on the use of non-vitamin K antagonist oral anticoagulants in patients with atrial fibrillation[J]. Eur Heart J, 2018, 39（16）: 1330-1393.

[2] 黄从新, 张澍, 黄德嘉, 等. 心房颤动: 目前的认识和治疗的建议（2018）[J]. 中国心脏起搏与心电生理杂志, 2018, 32（4）: 315-368.

[3] 中国研究型医院协会, 中国医师协会房颤专家委员会. 心房颤动外科治疗中国专家共识（2020）[J]. 中华胸心血管外科杂志, 2021, 37（3）: 129-144.

84. 喹诺酮类抗菌药的优点和缺点

喹诺酮类药物是一类合成的抗菌药物, 是主要作用于革兰氏阴性菌的抗菌药物, 对革兰氏阳性菌的作用较弱。其通过作用于细菌的 DNA 回旋酶, 造成细菌染色体的不可逆损害, 而使细菌细胞不再分裂。临床通常用于泌尿生殖系统以及呼吸系统疾病的治疗。喹诺酮类药物按发明先后及其抗菌性能的不同, 通常分为四代, 最常见的代表药物有诺氟沙星、氧氟沙星、左氧氟沙星、环丙沙星、莫西沙星等。众所周知, "是药三分毒", 药物不可盲目使用, 尤其是这些处方类药一定要在医生或是药剂师的指导下使用。那么, 我们来了解一下这类药物吧。

（1）喹诺酮类药物的优点。喹诺酮类药物是有杀菌作用的抗生素, 有很多较好的药动学特性, 通过抑制细菌 DNA 回旋酶和拓扑异构酶发挥抗菌作用, 具有抗菌谱广、作用强、口服生物利用率高、组织穿透能力强、分布广、半衰期长、严重不良反应发生率低的特点, 且药品价格低, 易为临床医生及患者接受。

（2）哪类人群应避免使用喹诺酮? ①妊娠女性、哺乳女性: 因不能确保妊娠妇女服药安全, 所以妊娠或有可能妊娠的妇女不得服用。因药物经乳汁排泄, 故哺乳期妇女在服用该类药物时, 应暂停哺乳。②18 岁以下儿童: 应避免向儿童常规给予全身用喹诺酮类药,因为其有肌肉骨骼毒性的潜在风险。③重症肌无力患者:喹诺酮类药物应避免用于重症肌无力患者,因其具有神经肌肉阻断作用,可诱发肌无力危象。

(3)与其他药物合用时应注意什么? ①应避免同时给予其他可延长 QT 间期的药物,因为有引起致命的心律失常风险。在所有的喹诺酮类药物中,莫西沙星与 QT 间期延长、心律失常和心血管源性死亡风险的关联性最高,其次是左氧氟沙星、环丙沙星。因此已知 QT 间期延长的患者、未纠正的低血钾患者及使用 I A 类(奎尼丁、普鲁卡因胺)和Ⅲ类(胺碘酮、索他洛尔)抗心律失常药物的患者应避免使用。老年患者更容易引起药物相关的 QT 间期的异常。②乳制品、抗酸剂、含锌的复合维生素、某些药物(如硫糖铝)以及其他来源的二价阳离子如含钙、铝、镁等金属离子的药物,可大幅降低口服喹诺酮类药的吸收。为避免相互作用,应避免这些物质与喹诺酮类药物同时使用,或者应间隔几小时使用。③碱性药物、抗胆碱药、H2 受体阻滞剂,均可降低胃液酸度而使本类药物的吸收减少,应避免同服。④利福平、伊曲康唑、氯霉素均可使本类药物的作用降低,使萘啶酸和诺氟沙星的作用完全消失,使氧氟沙星和环丙沙星的作用部分抵消。⑤喹诺酮类药物可抑制茶碱的代谢,与茶碱联合应用时使茶碱的血药浓度升高,可出现茶碱的毒性反应。

(4)这类药有什么不良反应? ①大多数患者对喹诺酮类药物耐受性良好,最常见的不良反应较轻微,包括胃肠道不适、头痛、头晕,或者暂时性心境或睡眠改变。②较少见但可能严重的不良反应包括肌腱病和肌腱断裂、周围神经病变和 QT 间期延长,出现主动脉夹层和破裂等。③喹诺酮类药物与糖尿病患者和非糖尿病患者的低血糖和高血糖均有关,与口服降糖药合用时,要注意低血糖反应。④迟发型斑丘疹是喹诺酮类药物最常见的超敏反应,发生率为2% ~ 3%。速发型反应较少见(如荨麻疹、瘙痒、血管性水肿、哮鸣、全身性过敏反应),但可危及生命。一旦发生超敏反应应该立即停止使用该类药。

(5)用药期间要注意什么? ①使用喹诺酮类药物时,建议患者在发现肌腱病的任何征象（如疼痛、肿胀）时均应停用此类药物，不建议患者剧烈运动。②一些较老的喹诺酮类药物（如洛美沙星、司帕沙星）因其化学结构，光敏反应较显著，人体暴露在阳光下时会出现荨麻疹、水肿、水疱或红斑，严重者可引起皮肤脱落、糜烂，所以用药期间应注意避免过度阳光曝晒和接触人工紫外线。③使用喹诺酮类药物可能导致结晶尿、血尿和管型尿，严重者可导致急性肾功能衰竭。故患者在服药期间应注意多饮水以稀释尿液。④莫西沙星经肝脏代谢，大剂量或长期应用本类药物易致肝损害，使用过程中应注意监测肝功能。肝功能损伤或转氨酶升高至正常值上限 5 倍者禁用。⑤左氧氟沙星几乎全部以原型经肾脏排泄，因高龄患者大多肾功能低下，可能会出现持续高血药浓度。特别提醒老年人，在使用时应该注意适当调整剂量。⑥喹诺酮类药物可导致颅内压升高和中枢神经系统刺激症状，从而引起震颤、抽搐、躁动、焦虑、头晕、意识模糊、幻觉、妄想、抑郁、失眠等。如果患者出现这些反应，应立即停药，并采取适当的治疗措施。⑦喹诺酮类药物具有广谱和强有力的抗菌活性，口服生物利用率高，所以可口服，或能保证疗效的尽量采用口服给药，以减少静脉炎以及心血管系统和神经系统等不良反应的发生。

因此建议大家在使用喹诺酮这类药物时，必须要有感染指征并且在医生指导下使用，不能盲目自行购买使用。长期使用本类药物会出现严重的耐药性，影响疾病治疗。

【参考文献】

[1] 陈新谦，金有豫，汤光．新编药物学 [M]．18 版．北京：人民卫生出版社，2019.

[2] 苏红霞．喹诺酮类药物临床应用中应注意的问题 [J]．基层医学论坛，2007，11（10）：925-927.

[3] 左氧氟沙星说明书．

[4] 莫西沙星说明书．

85. 滥用抗菌药小心变成"一药难求"，如何遏制耐药性？

细菌耐药性又称抗药性，系指细菌对于抗菌药物作用的耐受性。耐药性一旦产生，药物的治疗作用会明显下降。可见，抗菌药物就如一把双刃剑，使用得当可以作为医生的"杀敌之刃"，为人类治疗感染性疾病做出巨大贡献。然而，抗菌药物的滥用也可能会使其成为"伤己之剑"，加速微生物耐药性的进化过程。而且，目前抗菌药物的研发速度，远不及细菌的耐药速度，这迫使医生不得不面临无药可用的局面。那么，生活中人们存在的哪些生活和用药习惯会导致细菌耐药的发生呢？如何遏制耐药性呢？有下列3个建议：

（1）养成良好的卫生习惯。细菌的耐药性被筛选出来后，通过人类的活动得以扩散。因此养成良好的卫生习惯，戴口罩，勤洗手，可在一定程度上控制微生物的传播。

（2）抗菌药物≠消炎药，不可擅自服用。引起炎症的原因有很多，如细菌、真菌、病毒感染、风湿性疾病等。炎症原因不同，使用的药物是不一样的。抗菌药物只对由敏感细菌引起的炎症有治疗作用，因此笼统地将抗菌药物等同于消炎药，容易造成抗菌药物的滥用，使细菌耐药的风险增高。

（3）不可擅自停用或间断服用抗菌药物。有些患者由于担心抗菌药物的不良反应或对其产生"依赖性"，因此仅在有症状的时候服药，症状稍微改善后立即擅自停药。其实症状稍微好转后，细菌并没有被完全灭活，停药期间正好给了细菌繁殖的机会，使得病情迁延难愈及耐药风险增加，后续的治疗难度也增大。

根据目前的数据，我国的细菌耐药形势十分严峻。世界卫生组织也呼吁，若今天不采取行动遏制细菌的耐药性，明天我们将面临"一药难求"的可怕局面。遏制细菌耐药，重在人人参与。让我们一起行动起来，养成良好的卫生及用药习惯，保护抗菌药物，就是保护我们自己！

【参考文献】

[1] 肖永红. 感染控制与抗菌药物管理齐头并进，有效遏制细菌耐药 [J]. 中国感染控制杂志，2021，20（7）：583-585.

[2] 吴博，严非，付朝伟. 中美细菌耐药监测及治理演变比较 [J]. 中国卫生资源，2021，24（5）：615-618.

[3] 胡付品，郭燕，朱德妹. CHINET 中国细菌耐药监测结果（2021 年 1-12 月）[J]. 中国感染与化疗杂志，2022（5）：521-530.

86. 这几种胃药不能与多潘立酮同时服用

多潘立酮片（如常见的吗丁啉）是一种促胃肠动力药，适用于由胃排空延缓、功能性消化不良、胃食管反流性疾病（包括反流性食管炎、胆汁反流性胃炎、功能性胃潴留、胃下垂）等引起的消化不良，表现为上腹部疼痛及烧灼感，餐后饱胀感及早饱，也包括上腹部胀气、嗳气、恶心和呕吐等症状。多潘立酮还可用于治疗多种原因引起的恶心。

多潘立酮可直接作用于胃肠壁，促进胃肠道的蠕动和张力恢复正常，以促进胃排空，增加胃窦和十二指肠动力，协调幽门的收缩，同时也能增强食道的蠕动和食道下端括约肌的张力，防止食管反流，能强效抑制恶心、呕吐而不影响胃分泌功能。根据多潘立酮上述作用机制特点，如同时服用一些其他胃药，不仅会减弱治疗效果，而且会增加或增强不良反应。

（1）助消化药。如胃蛋白酶合剂、多酶片。这类药物在酸性条件下作用最强，如与多潘立酮合用，因多潘立酮加速胃排空，会使这类药物迅速进入肠腔而失去胃酸环境，导致药效降低。

（2）抑制胃酸分泌药。如西咪替丁、法莫替丁、枸橼酸铋雷尼替丁等。其对于抑制胃酸分泌和促进溃疡修复具有显著疗效，其疗效与剂量、胃内滞留时间存在明显相关性。但如果本类药物与多潘立酮合用，受后者促进胃肠蠕动功能的影响，这些药在胃肠道内的滞留时间必然会缩短，导致其生物利用度大幅削弱。而且，这些药与多潘立酮均具有刺激血清催乳素分泌的效果，联合应用时可能加重女性乳房胀痛、溢乳等不良反应。故建议本类药物与多潘立酮间隔服用。

（3）甲氧氯普胺片。本药与多潘立酮同属止吐药，均能增强胃肠蠕动，促进胃的排空，只是作用机制不同。多潘立酮的止吐作用是甲氧氯普胺的 23 倍，若二者同时使用，会增加药物的不良反应。

（4）抗酸药或胃黏膜保护剂。氢氧化铝凝胶、磷酸铝、复方氢氧化铝、海藻酸铝镁等抗酸药，在治疗胃溃疡时一般要求在胃内滞留较长时间，以利于药物充分接触溃疡面形成保护膜。故临床上常与抗胆碱药联合使用，延迟胃排空时间，保持血药浓度以促进胃黏膜组织恢复。胃黏膜保护剂治疗胃溃疡也是如此，其通过与氢氧化铝合用而增强抗酸、抗胃蛋白酶分解作用，在胃内形成保护膜，覆盖溃疡面以加速溃疡面愈合。如以上药物与多潘立酮合用，则使这些药在胃内形成保护膜的时间缩短而降低疗效。故建议将这类药物与多潘立酮间隔服用。

（5）胆碱受体阻滞药（胃肠解痉药）。如阿托品、丁溴东莨菪碱、曲美布汀、山莨菪碱等。其主要作用机制为松弛处于痉挛状态的胃肠平滑肌，延长胃排空时间，治疗胃肠绞痛。因其作用机制与多潘立酮正好相反，故不宜联合使用。

温馨提示 在治疗胃肠道疾病时，多潘立酮刺激胃肠功能亢进，促进胃排空，联合应用部分药物时往往会削弱其他药物作用，或者增加药物的不良反应。因此，在用药时应注意避免联合使用以上胃药。特殊情况需要联合使用时，应在医生指导下应用，不可无医嘱自行联合用药。

对于胃肠道疾病有关问题，药师答疑如下：

问：常见的消化不良有哪些症状？

答：包括上腹部疼痛，上腹部烧灼感，餐后饱胀感及早饱，还包括上腹部胀气、嗳气、恶心和呕吐等症状。

问：胃部不适是由哪些原因引起的？

答：包括精神压力大、睡眠不足、吃饭不规律、运动不足、饮食不健康等。

问：胃部不适，饮食原则有哪些？

答：少吃油炸、腌制、辛辣等刺激性食物，要注意规律饮食，少食多餐，细嚼慢咽，注意防寒等。

问：多潘立酮有什么特殊的需要引起关注的不良反应？

答：有报道称日剂量超过30mg（3片）和（或）伴有心脏病患者、接受化疗的肿瘤患者、电解质紊乱等严重器质性疾病的患者及年龄大于60岁的患者，发生严重室性心律失常甚至心源性猝死的风险可能升高。

问：使用多潘立酮的注意事项还有哪些？

答：使用本品3天症状未缓解，请咨询医师或药师。药物使用时间一般不得超过1周。

【参考文献】

[1] 黄翠娥，刘梅梅. 胃炎胃溃疡治疗中的不合理用药分析 [J]. 保健医学研究与实践，2011，8（3）：57−58.

[2] 吴诗聪. 多潘立酮的药理、药效及临床应用 [J]. 临床合理用药杂志，2012，5（20）：86−87.

[3] 胡海旭，裴贵珍. 多潘立酮致心血管系统不良反应文献分析 [J]. 兵团医学，2017，51（1）：47−49.

[4] 国家药品监督管理局. 法规文件 / 政策解读 / 第五章 药品管理 [EB/OL]. 2002−1−20. https：//www.nmpa.gov.cn/directory/web/nmpa/xxgk/zhcjd/zhcjdyp/20020120134401470.html.

[5] 陈新谦，金有豫，汤光. 新编药物学 [M]. 18 版. 北京：人民卫生出版社，2018：564−565.

[6] 中华医学会消化病学分会胃肠动力学组，中华医学会消化病学分会胃肠功能性疾病协作组.中国功能性消化不良专家共识意见（2015年，上海）[J].中华消化杂志，2016.4（36）：217-229.

87. 有些药切莫随便停或骤停，停药注意事项

当疾病经过一段时间的药物治疗后，身体各项指标已经达到正常水平，病情已好转或得到控制，这是不是意味着就可以停药了呢？或者有的人觉得"是药三分毒"，长期药物治疗会给自己身体造成伤害，于是便想"见好就收"而停止药物治疗。要当心啦！有的药不是想停就停的，骤然停药有害健康。对于短期对症治疗的药物，如果症状缓解，一般即可停药；但对于一些长期服用的药物，如果骤然停药，可能会产生停药反应。

（1）什么是停药反应？停药反应是指患者长期使用某种药物后，突然停药导致原有病情加重的现象，又称反跳反应。对于需长期使用的药物，什么情况下考虑停药呢？主要有下述3种情况：①药物使用过程中，引起严重不良反应或发现存在不可逆毒性反应的可能。②疾病治疗过程中，需更换药物品种或更改用药剂量。③疾病经过治疗后症状得到控制或达到治疗目的。不过，不同药物的停药过程也会存在差异，应根据实际病情制定个体化停药方案。

（2）哪些药品不能骤停？从表29可见，有的药物不能说停就停，在疾病症状消除后，为了巩固疗效、避免反跳或复发，需长期服用或终身服药。只要我们遵医嘱，定期检测相关指标，是不用担心长期服药会对自身带来严重不良反应的，反之，如果随意停药，不仅会使治疗失败，还可能由此加重疾病对机体的损害。因此，停药需谨慎，切记遵医嘱！

表 29　　临床常用不可骤停的药物

药物分类	代表药物	停药反应	注意事项
抗高血压药	硝苯地平、厄贝沙坦等	引起反跳性高血压、心绞痛加剧、继发性心肌梗死、颅内出血等，严重者可致猝死	遵医嘱调整药物的品种及剂量，同时需密切监测血压的变化，不可擅自停药，如需停药应逐渐减量，若有停药反应，如心绞痛发作，则暂时再给药，待稳定后逐渐停用
抗心绞痛药	普萘洛尔、硝酸甘油等	反跳性缺血症状，如心绞痛、心肌梗死、心律失常，严重者可致猝死	
抗抑郁药	帕罗西汀、氟伏沙明、文拉法辛等	易出现恶心、呕吐、头昏、眩晕、嗜睡、焦虑、情绪低落等停药反应，一般在停药1～7天内出现，给患者生活带来困扰或者导致身体功能受损	应在医生指导下，采用逐渐减量的方法，可最大限度地减少撤药症状的发生
抗癫痫药	卡马西平、苯妥英钠、丙戊酸钠	导致癫痫复发，还会伴有焦虑、失眠、情绪激动、出汗、注意力不集中，以及易抽搐等症状，甚至出现癫痫持续状态	需医生综合评估患者癫痫复发风险及获益情况，即使减药，过程应缓慢，至少数月，直至完全停药
抗甲状腺药	丙硫氧嘧啶、甲巯咪唑	尚没有很好的停药时评估缓解的指标	应在医生正确指导下，进行抗甲状腺治疗，促甲状腺素受体抗体转阴时，再考虑是否停药
糖皮质激素	泼尼松、地塞米松	导致肾上腺皮质功能不全或危象，患者出现乏力、恶心、呕吐、低血压等，严重者致休克	应逐渐减少糖皮质激素每日维持量或采用间隔给药法，逐渐减量至能够控制主要症状后，再缓慢停药
抗帕金森药	溴隐亭、盐酸苯海索、金刚烷胺等	可能发生神经阻滞剂恶性综合征，出现肌肉强直、高热、心理改变等，必要时需入院治疗	遵医嘱，缓慢减量
降糖药	胰岛素、阿卡波糖等	导致血糖反跳增高，诱发高渗性糖尿病昏迷、糖尿病酮症酸中毒，甚至危及生命	一般需要长期用药并密切监测血糖，不可自行随意停药，以免血糖控制不佳
哮喘药物	布地奈德福莫特罗、噻托溴铵等	症状反复或加重	需规范治疗和长期管理

【参考文献】

[1] 中国高血压防治指南（2018 年修订版）[J]. 中国心血管杂志，2019，24（1）：24-56.

[2] 中华医学会内分泌学分会 . 中国甲状腺功能亢进症和其他原因所致甲状腺毒症诊治

指南 [J]. 中华内分泌代谢杂志，2022，38（8）：700-748.

[3] 张静. 抗心绞痛药物在临床中的合理应用 [J]. 中国医药指南，2013，11（11）：383-384.

[4] 陈宏杏. 癫痫患者撤药方法的研究进展 [J]. 医学综述，2021，27（11）：2168-2172.

[5] 王冬冬. 抗甲状腺药物治疗甲亢停药复发率与合理用药研究 [J]. 中国药物滥用防治杂志，2012，27（4）：502-504.

[6] 孙振晓. 抗抑郁药撤药综合征的研究进展 [J]. 临床精神医学杂志，2015，25（6）：426-428.

[7] 宁光. 糖皮质激素临床应用基本原则 [J]. 中国实用内科杂志，2013，33（10）：756-759.

[8] Patel T, Chang F. Parkinson's disease guidelines for pharmacists[J]. Canadian Pharmacists Journal，2014，147（3）：161-170.

[9] 中华医学会糖尿病学分会. 中国 2 型糖尿病防治指南（2020 年版）[J]. 中华糖尿病杂志，2021，13（4）：315-409.

[10] 中华医学会呼吸病学分会哮喘学组. 支气管哮喘防治指南（2020 年版）[J]. 中华结核和呼吸杂志，2020，43（12）：1023-1048.

88. 为何某些药医院才能开？详解医院制剂

（1）什么是医院制剂？医院制剂也称院内制剂，指医疗机构根据本单位临床需要经批准而配制、自用的固定处方制剂，应当是市场上没有供应的药品品种。

（2）医院制剂有何特点？相对于市场上的药品，医院制剂具有紧密结合临床需求、疗效确切、价格低廉、供应及时、周转快的特点。尤其特色制剂，发挥着市场药品无可替代的作用，是临床用药的重要补充，在保障患者健康、弥补市场药供应不足方面发挥着重要作用。

（3）主要的医院制剂品种。①专属性强、市场短缺、用于特殊病种的品类，如治疗慢性肾功能衰竭的枸橼酸钠合剂、枸橼酸钾溶液、枸橼酸钠溶液、肾福康胶囊，调节甲状腺功能的复方碘口服溶液，用于干燥性鼻炎的鼻软膏，用于烧烫伤创面感染的磺胺嘧啶银霜。②用于特殊人群的品类，如用于新生儿臀红的鞣酸软膏、用于儿童检查前镇静催眠的水合氯醛溶液、用于产妇会阴部消炎及消肿的硫酸镁甘油、控制小儿感冒症状的复方苯海拉明糖浆和祛痰合剂等。③独特的秘方制剂，如骨奇泰搽剂、舒血灵胶囊、软坚护肝片等，均具确切临床疗效，为临床经验丰富的名老中医用药经验的积累。

（4）医院制剂生产的批准。首先，能够生产医院制剂的医疗机构必须设有专门的制剂室，并须达到国家规定的医院制剂生产的各项要求，经药品监督管理部门批准，取得医疗机构制剂许可证后才能正式生产医院制剂。医院生产的每个制剂品种，都须先向药品监督管理部门申请注册，取得制剂批准文号后才可生产。

（5）如何识别哪些药品是医院制剂？可通过观察药品外包装上的文字来识别。医院制剂的外包装上均有"×××医院"和"本制剂仅限本医疗机构或经批准的医疗机构使用"的标识。另外，每种制剂都有相应的批准文号，格式为：×药制字H（Z、M）+4位年号+4位流水号。其中，H指化药制剂，Z指中药制剂，M指民族药制剂。如：豫药制字H04020001。

（6）医院制剂的使用范围。《药品管理法》规定，医疗机构配制的制剂，凭医师处方在本单位使用，不得在市场上销售，但经国务院或者省、自治区、直辖市药监部门批准后，医疗机构配制的制剂可以在指定的医疗机构之间调剂使用。

（7）患者如何能买得？初诊患者通过在医院现场挂号，医生开具处方后方可缴费取药。复诊患者还可通过互联网医院挂号就诊，医生线上开具处方，缴费后通过邮寄方式取得药品。

【参考文献】

[1] 中华人民共和国药品管理法 [Z]. 中华人民共和国全国人民代表大会常务委员会公报，2019（05）：771-788.

[2] 中华人民共和国药品管理法实施条例 [Z]. 河北省人民政府公报，2003（03）：2-13.

[3] 杨庆华，尚楠 . 医院制剂使用情况的文献分析 [J]. 山西医药杂志，2016，45（20）：2431-2433.

[4] 袁彩 . 四川省医疗机构中药制剂管理现状研究及对策探讨 [D]. 成都：成都中医药大学，2016.

89. 详解药品有效期和使用期限

有效期不一定等于使用期限！药品开封后，到底还能用多久？随着生活水平的提高，人们的健康意识越来越强，家家户户或多或少都储存着一定量的备用药品。如上次生病剩余的药、长期服用的慢性病药、感冒药、抗过敏药、皮肤炎症外用药、保健药及一些特殊的急救药等。这么多药，大家都了解过它们的有效期吗？

对于药品的有效期，你是否还认为药品打开包装之后，使用期限就是盒子外包装上的有效期？怎样才能保持药品最长的使用期限呢？下面就让我们来一探究竟吧！

（1）什么是药品的有效期？这是指包装完好、独立包装及未开封过的药品，在一定贮存条件下，能够保持合格质量的期限，也就是平时我们在药盒上看到的有效期。在有效期内使用药品是保证患者用药安全之所需。

（2）开封后药品的有效期难道不一样吗？应如何判断？当然是不一样的。开封后的药品有效期不一定等于使用期限。因为开封后非独立包装药品的质量稳定性受贮存条件影响，使用期限不再等同于有效期。而且，不同包装、不同剂型、不同种类的药品，开封后有效期是不同的，应在专业医师和药师的指导下合理使用家中常备药。（表30）

美国《药典》指出：药品经重新包装后，质量稳定性不同于原包装药品，不能使用原包装有效期；对于重新包装的药品，其有效期自重新包装之日起不应超过6个月，或不超过药品原剩余有效期的25%，以较早期限为准。中国《药典》除了对眼用、鼻用、耳用等制剂明确规定启用后的使用期限，其他制剂目前还没有明确规定使用期限。表30中开封后药品的有效期只能作为参考。

表30　开封后的药品有效期参考值

剂型	开封后有效期	注意事项
独立小包装(袋/支)	等于药盒上有效期	在规定条件下储存，包装完好
瓶装药片、胶囊、丸剂等	建议不超过6个月	已变质、不能继续服用的情况：药片变色、裂片、粘连，出现斑点或特殊臭味；胶囊外壳出现变软、变形、粘连或漏粉等现象
粉剂	建议在1个月内使用	一旦出现吸潮、软化、结块等现象，说明已变质，不能继续服用
糖浆剂	含糖分，易滋生细菌，建议夏天在1个月内使用，冬天在3个月内使用	出现大量沉淀、块状物，或酸胀、异臭、霉变、胀袋等异常现象，说明已变质，不能继续服用
溶液、混悬剂、合剂、乳剂	瓶口及瓶盖未被污染的情况下，室温下建议保存2个月；使用刚配制的口服混悬剂，室温下可保存14天，如克拉霉素干混悬剂	出现大量沉淀、块状物，或酸胀、异臭、霉变、胀袋等异常现象，说明已变质，不能继续服用
冲洗剂	无菌制剂，开启后立即使用，未用完的应弃去	冲洗剂指用于冲洗开放性伤口或腔体的无菌溶液，建议有效期同其他无菌制剂；洗剂指含药物的溶液、乳液、混悬液，供清洗或涂抹无破损皮肤使用。注意区分
软膏剂	室温下建议保存2个月	发霉、异臭、呈颗粒状，说明已变质，不能继续服用
眼用、鼻用、耳用制剂等	中国《药典》明确要求，启用后最多使用4周，除非另有说明	单剂量包装因不含防腐剂，开封后仅供一次使用，用后应丢弃，如羧甲基纤维素钠滴眼液、七叶洋地黄双苷滴眼液等
胰岛素	启用前应冷藏于2℃～8℃冰箱中。启用后不建议放回冰箱，室温30℃以下可存放4周	不同胰岛素可能略有差异，以说明书为准。如地特胰岛素、甘精胰岛素可在室温下存放6周
单独包装的中药煎剂	建议冰箱冷藏2周，常温保存1周	如包装破损、药已变质，则不宜再使用
硝酸甘油片	棕色瓶密闭保存，不超过20℃，建议保存3个月至半年；如长期随身携带，建议1个月内用完	性质极不稳定，易分解。出现变色、裂片、粘连、斑点或特殊臭味则不能继续服用
口服补液盐	配制后室温（25℃以下）24小时内使用	未使用部分请丢弃，防止细菌污染引起腹泻
肠内营养剂	开启后最多可在冰箱内(2℃~8℃)保存24小时	如发霉、异臭、结晶或结块，说明已变质，不能继续使用

注：独立小包装有颗粒剂、口服液、散剂，以及有铝箔的"板装"药。

温馨提示　用药前应注意观察药品性状，如出现裂片、变色、受潮霉变、软化、异味、结块、变质等性状改变，即使在有效期内也不能使用。

（3）药品日常应怎样存放才能保持最长的使用期限？　需注意这些问题：①合理的储存方式是保证药品质量、安全的前提，不合理的储存条件会使药品有效期缩短（表31）。而药品说明书上明确规定了药品贮藏条件，用药前请认真阅读说明书，严格参照说明书存放药品。②药品稳定性受外界环境，如空气中氧气、水分、光线、温度、湿度等多种因素影响，且几乎所有药品都怕光照、潮湿，建议均应避光干燥密封贮存。③药品一旦开封，建议将瓶内所附棉花、白纸或干燥剂丢弃，避免其吸附水汽成为药瓶内部污染源，从而使瓶内药物潮湿变质。④建议在包装上做好药品开封日期标识。⑤家里非必要不建议储存过多药品，建议每3～6个月整理1次家中备用药，及时淘汰过期药，避免服用过期或变质药品，保护家人健康。

表31　　常见的药品保存条件和要求

储存条件	具体要求
常温	系指10℃～30℃
冷处	系指2℃～10℃
阴凉处	系指不超过20℃
凉暗处	系指避光并不超过20℃
避光	系指避免日光直射
遮光	系指用不透光的容器包装，例如棕色容器或黑色包装材料包裹的无色透明、半透明容器
密闭	系指将容器密闭，以防止尘土及异物进入
密封	系指将容器密封，以防止风化、吸潮、挥发或异物进入

综上所述，用药前应仔细阅读药品说明书，切记严格参照说明书存放药品，遵照医嘱正确使用药品。如有疑问，及时咨询医生或药师。

【参考文献】

[1] 国家药典委员会. 中华人民共和国药典 [M]. 北京：中国医药科技出版社，2020.

[2] 曹凯，钱佩佩，胡俊涛，等. 美国重新包装药品有效期执法政策及对我国的启示 [J]. 中国药房，2018，29（1）：7-11.

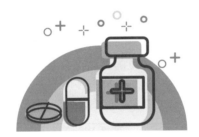

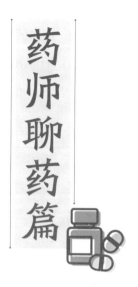

药师聊药篇

卷卷的爸爸、妈妈都在药剂科工作，在生活中常常是三句话不离本行，聊着聊着就聊到了药。其中不乏富于知识性和启发性的内容，对于普及药品知识很有帮助。现将部分对话汇集如下，以飨读者。（内容顺序按卷卷年龄）

90. 感冒为什么会流鼻涕？吃药为什么会止住流鼻涕？

一天中午，卷卷对卷爸说：爸爸，不知道为什么，我突然开始流鼻涕了，真难受。

卷卷（难过的样子）：爸爸，是不是我又感冒了？

卷爸：看你这个样子，很有可能是得了感冒呢，去吃点药吧，过不了几天，身体就会自己恢复了。

卷卷：吃药是吃 1 支 BC（苯海拉明糖浆）么？

说着卷卷就把药盒打开，准备拿苯海拉明糖浆出来服用。

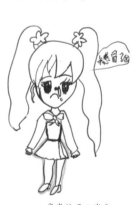

卷卷绘于 7 岁半

图 6 感冒真难受

卷爸：你已经不能吃 BC 了。

卷卷：为什么？去年我感冒的时候，不是还吃了好几天 BC 吗？

卷爸：去年你还在上幼儿园，而今年你已经是一年级小学生，正式开始读书学习了。而 BC 呢，有镇静作用，会影响你下午上课学习的。

卷卷：那怎么办？

卷爸：你应该吃西替利嗪糖浆。

说着，卷爸从药盒中拿出一瓶药来。

卷卷：又是糖浆！两个都是糖浆，那不都一样吗？

卷爸：当然不一样了。

卷卷：有什么不一样的呢？

卷爸：首先，我们来看看你为什么会流鼻涕。

卷卷：我也不知道，我没叫它流，它自己就流出来了，完全不受我控制。

卷爸：流鼻涕是身体的一种防御措施，能帮助我们清理混在空气中的各种不干净的东西。

卷卷：哦，好像环卫工人帮我们清理街道一样。

卷爸：这个比喻恰当。加分！

卷卷高兴地笑了起来。

卷卷：那为什么会突然流这么多鼻涕？

说完，卷卷赶紧拿起一张纸巾，擦起鼻涕来，把鼻子都擦红了。

卷爸：在我们身体里有一种叫肥大细胞的东西。

卷卷：是不是像你一样肥肥胖胖的？

卷爸哭笑不得：你可以这样理解。

卷爸：肥大细胞是保护我们身体的一种细胞，就是脾气有点暴躁。一旦有别的东西去惹它，它就会发脾气，释放很多东西进行反击。

卷卷：然后呢？

卷爸：肥大细胞释放的武器当中，有一种东西叫作组胺，它会让身体释放大量黏液，也就形成了鼻涕。

卷卷：原来是门口的"保胺"，保护了我们。

卷爸纠正道：不是"保胺"，是组胺。

卷卷：先不管这些了，这个"保胺"跟我们吃的药有什么关系。

卷爸：你小时候吃的苯海拉明糖浆跟现在准备要吃的西替利嗪糖浆都是抗组胺药，苯海拉明

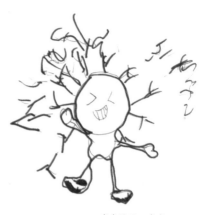

卷卷绘于 7 岁半

图 7　肥大细胞释放组胺

先出世，是哥哥；西替利嗪晚出生，是弟弟。哥哥年纪大，见过世面，成熟稳重，大家都比较信任他。弟弟有后发优势，能克服哥哥身上许多小毛病，比如镇静、催眠，使用效果更好。

卷卷：然后呢？

卷爸：然后就是这两种药都能让组胺打开的"水龙头"关起来。

卷卷：最后就停止流鼻涕了？

卷爸：对，最后就不会流这么多鼻涕了。

卷卷：意思是说，西替利嗪糖浆更厉害。

卷爸：是的！

卷卷：那我以后就吃它了。

卷爸：你赶紧吃吧，鼻涕都快要流到嘴巴里了。

卷卷：那我是先吃药呢，还是先擦鼻涕？

卷爸：要不边吃边擦吧。

卷卷：好像也行。

卷爸（莞尔一笑），赶紧用纸巾把卷卷的鼻涕擦干净。

卷爸：不说笑了，赶紧吃药，吃完午睡去。

卷卷：遵命，但是西替利嗪糖浆也不好喝。

卷爸：世界上哪有好喝的药，不要啰嗦了，赶紧一口气把药喝了。

卷卷咕噜咕噜把药喝完，午睡去了。

【参考文献】

[1] 中华医学会变态反应学分会儿童过敏和哮喘学组，中华医学会儿科学分会呼吸学组哮喘协作组．抗组胺 H_1 受体药在儿童常见过敏性疾病中临床应用的专家共识 [J]. 中国实用儿科杂志，2018，33（3）：161-170.

[2] 许政敏，谷庆隆，刘大波．抗组胺药治疗婴幼儿过敏性鼻炎的临床应用专家共识 [J]. 中国实用儿科杂志，2019，34（9）：721-728.

[3] 李邻峰．抗组胺药治疗皮炎湿疹类皮肤病临床应用专家共识 [J]. 中华全科医学，2021，19（5）：709-712.

91. 恶心、呕吐，怀孕妈妈"孕吐"是怎么回事？

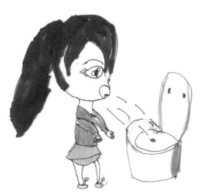

卷卷绘于7岁半

图8　妈妈吃点东西就呕吐

卷卷：爸爸，妈妈是不是病啦？

卷爸：你怎么知道的？我都没听你妈妈说不舒服。

卷卷：我看妈妈吃点东西都会恶心、呕吐，就像我小时候感冒一样，要去医院打针才行。

卷爸：哈哈哈，不用的。

卷卷：你还笑，坏爸爸你是不是不爱妈妈？

卷爸：没有啦，你妈妈刚刚怀上宝宝了，恶心呕吐是正常现象哦。她现在呕吐不是很严重。如果有呕吐导致脱水的情况，就要去医院就诊了。

卷卷：那要不要给妈妈吃点药？我这里还有以前剩下的感冒药，拿去给妈妈吃吧。

卷爸：怀宝宝的早期（5～10周），小宝宝处于器官分化的阶段，用药要谨慎哦。爸爸已经给妈妈吃了一点维生素 B_6 了，过一段时间，恶心呕吐就可能会好转了。另外，在肚子饿以前吃点东西，少吃多餐也可以缓解恶心呕吐的症状。

卷卷：我想是小宝宝在妈妈的肚子里调皮捣蛋，让妈妈难受哦？

卷爸：嗯，就像你以前一样，就是这么调皮。

卷卷：我哪有，我是个乖宝宝。

卷爸：对了，可能吃点含姜的食物，比如姜糖，可以缓解妈妈的恶心呕吐。你要不要把你的零用钱贡献出来给妈妈买点零食？

卷卷：不要，我好不容易存的钱。

卷爸：那你给妈妈亲亲脸，分散妈妈的注意力，也可以缓解症状哦。

卷卷：那我还是拿零用钱出来吧，不过我有个条件。

卷爸：什么条件？

卷卷：我要帮小宝宝起名字，女孩叫罗善良，男孩就叫罗坚强。

卷爸：为什么要叫坚强……姜糖的钱还是我来出吧。

卷卷：哪里难听？多么好听啊！你等一下，我去拿钱包……

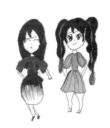

卷卷绘于 7 岁半

图 9 分散孕妈注意力
以缓解孕吐

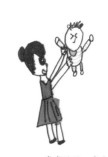

卷卷绘于 7 岁半

图 10 给孩子起名字

92. 牙齿为什么坏了？儿童牙疼时吃什么药？

卷卷：爸爸，为什么这个水龙头出水这么大？

卷爸：刷牙的时候要认真！

卷卷：爸爸，热水器屏幕上显示的字，表示的是什么意思？

卷爸：刷牙的时候要认真，不能一边说话一边刷牙！

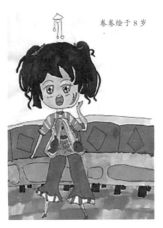

卷卷绘于8岁

图11 感觉到牙痛

卷卷：爸爸！

卷爸开始想生气：……

卷卷：爸爸，我刷了一块硬硬的东西出来。你看，我正在认真刷牙。

卷爸不屑地看了卷卷一眼：……

卷卷：爸爸，我发现我牙齿上有个大洞！呜呜呜……好像牙齿痛了。

卷爸心里一惊：赶快给我看看你的牙齿！

说着，卷爸打开手机上的电筒开始检查卷卷的牙齿。

卷卷：爸爸，严不严重？

卷爸：你那颗牙齿周围有许多软垢，看来你的牙齿已经被"牙虫"咬了一个大洞。

卷卷略带哭腔：什么是软垢？为什么我的牙齿会被"咬"个洞？我怎么不知道？

卷爸：软垢是由于你不认真刷牙产生的脏东西，会黏在牙肉旁或者牙面上。这些东西里面躲藏着许多会"咬"牙齿的细菌部落。在众多细菌部落中，比较强大的两支分别叫"链球"部和"乳杆"部。它们在牙齿上住了下来，然后偷偷地排出酸性生活垃圾，就在不知不觉中把你的牙齿给腐蚀掉了。

卷卷：那怎么办？那能不能去医院拔掉？

卷爸：虽然你这个年纪已经开始换乳牙了，但是我们换牙的过程一般从6岁开始，到12岁左右结束。你现在这颗牙齿要到8岁才能换，还要用一两年呢。

卷卷：那就是不理也可以，对吧？

卷爸：不理也不行。我们牙齿由外到里可分为牙釉质、牙本质、牙髓质3个部分，其中牙釉质是我们人体最坚硬的部分，而牙髓质则充满了血管和让你感到疼痛的神经。当细菌侵入到牙髓质的时候，就会让你痛不欲生。

卷卷用舌头舔牙洞：我感觉牙齿又开始痛了，呜呜呜……

卷爸：好啦，我刚刚看了，牙洞比较浅，应该还没有到牙髓质，不会痛的啦。

明天我约一下牙科医生，帮你把牙洞补起来，把牙软垢清理掉就好了。

卷卷：快约快约。

卷爸：以后要不要认真刷牙？

卷卷：以后一定认真刷牙，我现在再去刷一遍！

卷爸：不用啦，赶紧去睡觉，今晚睡不够明天头会痛的。

卷卷：那如果今天晚上痛得睡不着，怎么办？有没有药吃？

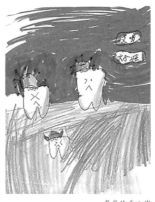

卷卷绘于 8 岁

图 12　细菌逐步腐蚀牙齿

卷爸：如果不是很严重的话，可以用氯己定含漱剂进行漱口。如果牙疼得厉害，就要吃点抗菌药了，比如阿莫西林克拉维酸钾。嗯，还有止疼药，你小时候用来退烧的布洛芬也可以拿来帮你止牙疼。这些药我们家里都有预备，不用担心了，放心去睡觉吧。

卷卷：好吧，现在那颗牙齿好像又不那么痛了。

卷爸：赶紧去睡觉吧，别再磨蹭了！

卷卷：好吧。

万分不情愿的卷卷，眼角含着泪花，慢悠悠地上床去睡觉了。

说明　①卷卷无青霉素过敏史，可以在医生或药师指导下服用阿莫西林克拉维酸钾。②牙刷跟刷牙技巧同样重要。

【参考文献】

[1] 国家药品监督管理局 . 中华人民共和国药品管理法 [M]. 北京：中国民主法制出版社，2019.

[2] 中华人民共和国国务院 . 麻醉药品和精神药品管理条例 [S]. 2016.

[3] 新疆生产建设兵团卫生局 . 精神药品临床应用指导原则 [S]. 2007.

[4] 中华人民共和国国务院 . 医疗用毒性药品管理办法 [S]. 1988.

93. 家用雾化器的选择和合理使用

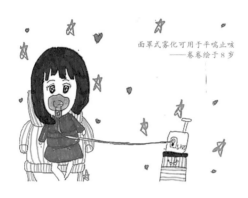

面罩式雾化可用于平喘止咳
——卷卷绘于8岁

图13 使用家庭雾化器

流感多发季节，天气变换快，卷卷又感染上了流感，整天咳嗽不止。

临睡前……

卷爸：咳嗽小公主，我帮你把雾化药液配好了，你睡觉前抓紧时间雾化一次！要不然一个晚上都在咳嗽。

卷卷：我才不是咳嗽小公主，我是可爱小公主！

卷爸：嗯嗯，是的是的，可爱咳嗽小公主。

卷卷：我不想做雾化！晚上咳嗽就咳嗽呗，为什么要做雾化？

卷爸：你晚上咳嗽那么剧烈，会影响休息，这样一来，身体恢复慢。还要不要带你去吃比萨、吃烤肉？

卷卷：想！现在就去做雾化。

卷卷：爸爸！爸爸！

卷爸：又怎么啦？

卷卷：为什么雾化的面罩不见啦？

卷爸：今天开始，你试着用咬嘴雾化。

卷卷：为什么？

卷爸：因为咬嘴要比使用面罩雾化效果好。你长大了，应该能够使用咬嘴10分钟了。

卷卷：为什么要使用10分钟？

卷爸：因为科学家研究发现，5~10分钟雾化效果最好。记得看时间！

卷卷：哦，记得了。我会看时间和轻弹雾化杯的。

卷爸：今晚没有雾化杯。

卷卷：哈哈，我忘记了。我马上去做雾化！

看见爸爸脸色变了，卷卷赶忙开始雾化。雾化2分钟，卷卷已经坐不住了，要站起来拿遥控器开电视。

卷爸：当心！我来拿遥控器，别扯到雾化机摔坏了！很贵的。

卷卷边雾化边说：哇呜……哇呜……

卷爸：暂停雾化以后再说话。

卷卷拿下雾化器，咬着嘴唇，说：有多贵？

卷爸：顶你几年零用钱。

卷卷：这么贵？

卷爸：雾化机性能很重要，直接关系到能送多少药到肺里面。

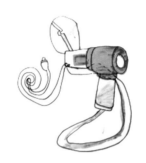

雾化分为面罩式和口含式
——卷卷绘于8岁

图14 不同类型的雾化器效果有差别

卷卷：为什么呢？

卷爸：不是所有的药液气雾后都能够进到肺里面的，只有小于$5\mu m$才有利于进到下呼吸道，小于$2\mu m$的才有利于到达肺泡那里。

卷卷：然后呢？

卷爸：一般好的雾化机才能制造出更多小颗粒药液，性能好，机器价格当然贵了。你现在雾化使用的布地奈德喷雾剂仍在研究改进中，还要专门指定牌子的雾化机呢。

卷卷：原来雾化机器这么重要！

卷爸：快别说话了！药液都跑完了！

卷卷：我想用弟弟那个便携式雾化机，可以到处走来走去。

卷爸：便携式雾化机是幼儿用的，没有你的高级（小朋友都是觉得越贵的越高级），输送不了多少药液的。

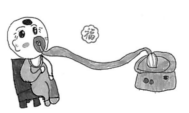

婴儿使用雾化治疗时常常不开心
——卷卷绘于8岁

图15 儿童往往不愿使用雾化器

卷卷：那为什么还买？

卷爸：你弟弟还太小，才1岁左右，没办法配合雾化，感冒了也是咳得很厉害，鼻子又塞，得不到很好休息，所以就买了一个便携式的雾化器，由于声音小，可以让他在睡觉的时候，雾化一些布地奈德。即使到肺里的药液不多，也是有效果的，可以让他睡得好一些。

卷卷坏笑道：原来你们在弟弟睡觉的时候偷偷做坏事。

卷爸：你再不好好雾化，我就像以前一样，摁住你雾化了！

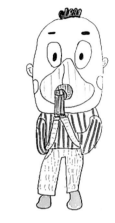

想象中弟弟使用手持雾化机雾化时的样子，他肯定不知道发生了什么事情
——卷卷绘于8岁

图16 孩子睡觉时使用便携式雾化器

卷卷：那你帮我拿遥控器！

卷爸：给你。

卷卷：谢谢爸爸。

卷爸：雾化完记得要做哪三件事？

卷卷：记得！放雾化器去清洗盆里、漱口、洗脸。

卷爸：你继续吧。

卷卷立刻沉浸在动画片的欢乐海洋里了。

卷爸则打开窗户通风，以免药液造成室内环境污染。

温馨提示 ①雾化器制造的微粒很重要，＜5μm的微粒比例越高越好。②雾化器的滤芯要6个月换1次。③雾化器产生气流的速度很重要，8L/min能比6L/min提高25%～30%药物输送量。④雾化杯、面罩、咬嘴等部件清洗完晾干后需要封闭存放。

【参考文献】

[1] 儿童雾化吸入给药 [EB/OL]. UpToDate 临床顾问.

[2] 儿童药物雾化器的使用 [EB/OL]. UpToDate 临床顾问.

[3] 洪建国，陈强，陈志敏．儿童常见呼吸道疾病雾化吸入专家共识（2012）[J]．中国实用儿科杂志，2012（4）：265-269.

94. 药盒上的六个小秘密，你知道几个？

卷卷：妈妈，妈妈，弟弟把药盒撕烂了！

卷妈：不要让他玩药品，这很危险！

卷卷：好的，我马上把弟弟拉走。

卷卷：妈妈，妈妈，这个药盒怎么办？

卷妈：药盒很重要哦，上面有很多信息，我们一起把它们修补回来吧！

卷卷：这些盒子很重要吗？

卷妈：是啊，上面隐藏了很多小秘密哦。

卷卷：什么小秘密？快说快说！

卷妈：让我们来看一下药盒上隐藏了什么小秘密。

（1）小秘密一：两个名字

卷妈：很多药盒上印着两个名字，一个是通用名，一个是商品名。

卷卷：这两个名字有什么区别？

卷妈：通用名就像你身份证上的姓名，是每个人的法定姓名，而商品名就像你的小名叫卷卷一样。

卷卷：原来如此，那我知道了，查找药品要以通用名为准。

卷妈：真聪明。

（2）小秘密二：傻傻分不清的有效期

卷卷：什么是药品有效期？

卷妈：药品有效期就是药品的保鲜期，就像食物一样，过了保鲜期的食物就不能吃了。

卷卷：药品有效期在哪？长啥样的？

卷妈：喏，药盒上都会表明药品有效期。

（3）小秘密三：被人忽视的储藏条件

卷卷：我已经会看药品有效期了，还有什么秘密么？

卷妈：还有一个储藏条件很容易被人忽略哦。

卷卷：什么是储藏条件？

卷卷：就是存放药品的环境，比如你的冰激凌只能放在冰箱的冷冻层，如果错放到冷藏保鲜层就会化了。

卷卷：哦，原来如此，那药品一般放哪不会"化"呢？

卷妈：找找看药盒上"贮藏"那里是怎么写的？

卷卷：找到了！可是，可是我看不明白耶！

卷妈：我专门给你画了一张"秘技图"哦，拿出那张图来看，肯定明白！

（图17）

卷卷：哈哈，太好了，妈妈最好了！

（4）小秘密四：神奇的条形码

卷妈：还有一个最神奇的小秘密，你想知道吗？

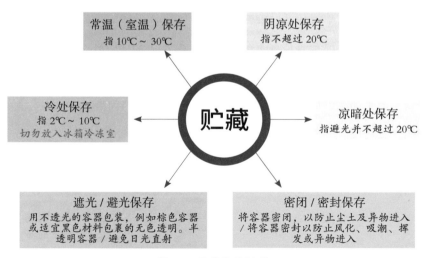

图17　贮藏条件说明

卷卷：还有更神奇的？

卷妈：考考你哦，药盒上有几个条形码？

卷卷：我看看，两个！

卷妈：对了，100分！

卷妈：你看，最长的那个叫"药品电子监管码"或"药品追溯码"。

卷卷：嗯嗯，看到了。有什么神奇的吗？

卷妈：你用淘宝APP扫码看看，会发生什么事情？

卷卷：那我用你的手机试一试。

卷卷：咦，真的可以扫出东西来！上面显示，这盒药通过了验证。

卷妈：意思就是这盒药是真的药。

卷卷：这样坏蛋就不能骗到我们了。

卷妈：你看这个吸入药的药盒上还比其他药盒多了一个二维码，上面有药品使用方法的视频说明哦。

卷卷：给我给我，我来试试。

卷妈：给你给你。

卷卷：真的有视频，太好玩了。

卷卷：妈妈，原来药盒就像个神奇的藏宝图，藏了好多宝藏！

卷妈：然后我们应该怎么做？

卷卷：把药盒保存好，然后再把弟弟揍一顿！

卷妈莞尔一笑：揍就不用了，应该把药盒放到弟弟拿不到的地方。

卷卷：好，让我来！

说着，卷卷将桌面上的药盒全部锁进了柜子里。

备注：①通用名是国家药典委员会按一定原则制定的药品法定名称，其特点是通用性。每种药品只能有一个通用名。②商品名是指一家企业生产的区别于其他企业同一产品、经过注册的法定标志名称，其特点是专有性。商品名体现了药品生产企业的形象及对商品名称的专属权。商品名是生产厂家为突出、宣传自己的商品，创造品牌效应而起的名字，与药品成分、作用等没有关系。

【参考文献】

[1] 国家药典委员会. 中华人民共和国药典 [M]. 北京：中国医药科技出版社，2020.

[2] 国家药品监督管理局. 药品有哪些名称 [EB/OL]. 2017-10-24.https：//www.nmpa.gov.cn/xxgk/kpzhsh/kpzhshyp/20171024095301324.html.

95. 什么是医院制剂？学会识别药品标识

卷卷小朋友在妈妈的指导下学会了怎么用手机扫码辨别药品真伪后，一发不可收拾，在家里做起了家庭药品真假鉴定师，对每盒药品都进行了真假鉴别。在她孜孜不倦的努力下，还真是被她揪出了许多"为什么"……

卷卷：妈妈，妈妈，你快过来！

卷妈：怎么了？你看你把家里药品随处乱放，搞得乱七八糟的，等下弟弟又随手拿来玩，玩了又会往口里放，会出事故的，赶快收拾好！

卷卷：我在做很重要的事情，我在检查我们家里药品的真伪！你看，这几盒药品都没有药品监管码，扫不了了，全是伪劣药！

说罢，卷卷把医院生产的复方苯海拉明糖浆、祛痰合剂、肤宝乳膏、鞣酸软膏放到了妈妈的面前。

卷妈：这些药品都是医院制剂，不需要药品监管码，所以你找不到条形码，但是它们都是真药，而且这几种药品都是在你很小的时候就在临床上应用的了，在我们医院都已经用了二十几年了，质量绝对有保证！

卷卷：那这些药怎么会没有药品监管码呢？医院制剂是什么？

卷妈想了想，说：医院制剂是医院根据临床需求配制出来的药，这类药品在市面上不能随意买卖，必须在医院里才能购买。就好像在外公家，外公给你炒"外公牌炒肉末"，你又需要又喜欢，但是在外面买不到。

卷卷：哦，原来是这样！可是外公来我们家炒肉末也是一个味道呀！

卷妈笑着说：我们医院的制剂其实也是可以拿到其他医院卖的，只要到药品监管部门进行备案就行了。

卷卷：哦，哦！那我知道了！那么，这两瓶药品上都有个红底的"外"字？这是为什么呢？是说它们俩要在外面买卖么？

卷妈：这是药品标识，因为有几类药品比较特殊，为了提醒大家注意，所以，有专门的药品标识。你看这个"外"字＋红底就是为了区别口服药品，提醒大家这是外用药品，不能口服。

卷卷：哦，哦！原来是这样，那还有其他药品标识吗？

卷妈：有的，还有好几种呢，如精神药品、麻醉药品、有毒性药品。这些都只能在医院里进行买卖。另外，还有红色底 OTC 和绿色底 OTC 药品标识。这类药品相对比较安全，可以自己到药店购买，其中绿色会比红色更加安全！

卷卷：原来还有这么多神秘的标识，太有趣了！我要好好研究一下。

卷妈：是的哟，你慢慢研究吧，我去抓你弟弟吃饭了。

备注：①麻醉药品，指对中枢神经有麻醉作用，连续使用、滥用或不合理使用易产生生理依赖性和精神依赖性，能形成瘾癖的药品。②精神药品，指直接作用于中枢神经使之兴奋或抑制，连续使用能产生依赖性的药品。③毒性药品，指毒性剧烈、治疗剂量与中毒剂量相近，使用不当可致人中毒的药品。应严格控制这类药品的贮存、使用。④OTC，指非处方药，购买这类药品不需要处方即可在药店购买。

【参考文献】

[1] 国家药品监督管理局 . 中华人民共和国药品管理法 [M]. 北京：中国民主法制出版社，2019.

[2] 中华人民共和国国务院 . 麻醉药品和精神药品管理条例 [S]. 2016.

[3] 新疆生产建设兵团卫生局.精神药品临床应用指导原则 [S]. 2007.

[4] 中华人民共和国国务院.医疗用毒性药品管理办法 [S]. 1988.

96. 通过药盒上的文字分辨剂型差别和含义

　　片、缓释片、控释片、分散片、合剂、糖浆……大家注意到没有，药盒上还有诸多这样的文字。您有没有被这样的文字弄晕，分不清楚它们的含义？这些字指的是一样的东西吗？有什么区别呢？来听听卷卷和卷妈是怎么说的吧！

　　卷卷：妈妈，你来看外公和外婆的这 2 盒药，是一样的药品吗？一个叫"盐酸二甲双胍片"，一个叫"盐酸二甲双胍缓释片"，少了 2 个字，是不是印错了？

　　卷妈：没有印错哦！药品通用名称的命名是由药品名称加剂型组成的，盐酸二甲双胍片和盐酸二甲双胍缓释片是一样的药品，只是剂型不一样。

　　卷卷：剂型是什么？

　　卷妈：嗯，剂型就是药品的做法。如夏天我们吃的酸奶，可以以液体的形式直接喝，也可以把酸奶放到冰箱做成冰激凌，以固体的形式吃。

　　卷卷：哦，哦，原来是这样，那药品有些什么做法？

　　卷妈：我们口服的药品剂型可以分为固体剂型和液体剂型，像"片剂""缓释片""分散片"等都是固体剂型，"口服液""糖浆""合剂"等都属于液体剂型。

　　卷卷：妈妈，光这个"片"那个"片"就有好几种，是不同口味的冰激凌吗？它们有什么区别呢？

　　卷妈：片剂是固体剂型中的一大类，它们之间还是有所区别的。你看看我画的这张表吧！（表32）

　　卷卷：哇，有那么多"片"呀！

卷妈：是的哦，它们在服用上是有区别的，要注意区分！还有一类叫胶囊剂，最好也是整粒吞服，原则上不要打开外胶囊。（儿童给药等情况除外）

卷卷：哦，哦，好的。妈妈，你刚才还说到有一种叫液体制剂的，像果汁一样好喝吗？

卷妈：液体制剂也是一大类剂型，也分好多种类，但是口服液体制剂在服用上没有片剂那么多的片型区别，服用起来相对简单，但是也要注意以下几点：口服液及止咳糖浆，服药后30分钟内不要大量喝水；口服混悬剂、乳剂、合剂，服药前需要先摇匀后再服用；部分口服液体剂型含有酒精，如醑剂、酊剂、流浸膏等，会含有不同比例的酒精。

卷卷：妈妈，原来剂型有那么多学问啊！

卷妈：是的哟，学无止境，你好好学，下次再告诉你药盒上的其他"小秘密"。

表32　　常见口服固体剂型（片剂）

剂型	服用要点
普通片剂	一般可以用100mL左右的温水送服（可掰开或研碎）
包衣片	在普通片剂的外层包上了一层"衣服"，如糖衣片、薄膜衣片、肠溶衣片，一般应整片吞服。注意不要掰开或嚼碎后服
泡腾片	服用时一般用100～150mL凉开水或温水浸泡，待完全溶解或气泡消失后再饮用。严禁直接服用或口含
咀嚼片	需要在口腔内充分嚼碎，然后可用少量温水送服
分散片	很容易在水中溶解，可以直接口服或者加水后服用（一般在水中3分钟即可溶解），可直接吞服、咀嚼或含服，也可以掰开服用
舌下片	含服时将药品放置于舌头下，含服时间一般控制在5分钟以内，含服后30分钟内不宜吃东西或饮水
口含片	需要含在口腔中缓慢溶化以产生作用
缓释片	能在人体内缓慢释放的药物，药效通常能维持较长时间，可用约100mL温水整片送服，多数不能掰开或嚼碎后服用。有些缓释片上有刻痕，但能否掰开服用，需查看药品说明书
控释片	能够在人体内按一定释放速度，均匀释放药效的药物，药效通常能维持较长时间，可以用100mL左右的温水整片送服，多数药品不能掰开或嚼碎后服用

【参考文献】

王建新，杨帆. 药剂学（供临床药学专业用）[M]. 2版. 北京：人民卫生出版社，2015.

97. 药盒"小秘密"之软膏、乳膏、凝胶

您知道什么是药品剂型吗？外用药品剂型都有哪些？为什么有些外用药品会写"软膏""乳膏""凝胶"？您知道它们的区别吗？它们各自的用药特点又是什么呢？来听听卷卷小朋友和药师卷妈是怎么说的吧！

卷卷：妈妈，你来看外公和外婆的这2盒药是一样的吗？一个叫"阿昔洛韦乳膏"，一个叫"阿昔洛韦凝胶"，有4个字不同！是不是印错了？

卷妈：没有印错哦！药品通用名称的命名是由药品名称加剂型组成的，阿昔洛韦乳膏和阿昔洛韦凝胶是一样的药品，只是它们的剂型不同。

卷卷：哦，哦，原来是这样。那这2个药的做法是怎么样的呢？

卷妈：它们都是外用药品，外用药品的剂型有软膏剂、乳膏剂、凝胶剂、滴眼剂、眼药膏剂等。

卷卷：外用药品的剂型有这么多吗？

卷妈：是的，它们也是各有特点。我们先说一下软膏、乳膏、凝胶这类剂型。这些剂型是外用剂型中常见的一大类，它们主要是由药品加基质组成的。

卷卷：妈妈，什么是基质？

卷妈：基质是装载药物且能把它们制成各种形状的物质。就像你最喜欢吃的饺子，我们做饺子皮的时候，可以用面粉和水擀成一个圆形的皮，面粉和水就是基质。如果我们想做粉饺皮，就可以用米粉和水做。所以，不同基质可以产生不一样的效果。药品成分又分为辅料和主药。打个比方：想吃猪肉马蹄饺子，就加入猪肉和马蹄，想吃猪肉大葱饺子，就加入猪肉和大葱，调和口味的马蹄和大葱，就相当于药物的

辅料,而猪肉就相当于药物主药啦。

卷卷:哇,原来药品也有调味的东西,在哪呢?我怎么从来都没有见过呢?

卷妈:药盒外包装跟药品说明书上都写着,喏,你看看药盒这里。

卷卷:我看到药盒的调味菜了,叫作聚乙二醇,我好像没吃过呢,它好吃么?

卷妈:小馋猫!来,我列了一张表格给你,每种剂型都有自己的特点哦。其中凝胶剂还分水性、油性凝胶,但是我们平时最常用的是水性凝胶。(表33)

表33　常见的软膏、乳膏、凝胶剂型特点

剂型	基质	辅料	剂型特点
软膏	油脂性基质	石蜡、凡士林、羊毛脂、蜂蜡、二甲硅油、植物油等	有保湿作用,但油性比较大,容易污染衣物,不易用水清洗,不适合用于有渗出液及损伤的皮肤
	水溶性基质	聚乙二醇等	能与渗出液混合,易清洗,无油腻感,适合湿润糜烂创面
乳膏	乳剂型基质	十二烷基硫酸钠、单硬脂酸甘油酯、聚山梨酯类、聚氧乙烯醚类、脂肪酸山梨坦类	易于清洗,不易弄脏衣服,油腻感小,容易涂抹,不适合分泌物较多的皮肤病,适用于头皮和身体的多毛部位
凝胶	水性凝胶基质	卡波姆、羧甲基纤维素钠、甲基纤维素钠、明胶等	易涂展、清洗,易吸收组织渗出液

注:渗出液指比较湿润的皮肤创面或损伤部位表面出现的少量液体。

卷妈:除了这些外用剂型,还有滴眼液、眼膏、搽剂、贴剂等。它们使用比较简单,主要注意以下这几点就可以了:①眼膏一般是用油脂性基质做成的,油腻感比较强,晚上睡前使用比较好,能减少滴眼次数,保持药效。②滴眼液可以在白天使用,若需要使用2种滴眼液,一般需要间隔5~10分钟使用。③部分外用搽剂成分中常含有不同比例的酒精,在皮肤有创面的时候,涂抹时会有刺激感。④贴剂在使用的过程中,要注意使用部位的皮肤状态,如果出现贴布过敏的现象,应减少使用时间或更换其他剂型的药物。过敏情况严重时应及时就医。

卷卷：果然是有好多种外用剂型哦！

卷妈：你看，药物没有这么简单，需要好好学习！

【参考文献】

王建新，杨帆.药剂学（供临床药学专业用）[M].2版.北京：人民卫生出版社，2015.

98. 如果放烟花被烧伤该怎么办？表皮烧伤如何用药？

卷卷：妈妈，还有几天就过年了耶！真开心，我好想放烟花，今年我们可以去放烟花吗？

卷妈：市区内都不许放烟花的，要去指定地点燃放，不然会被警察叔叔抓住教育的……

卷卷：哎！好久都没放过烟花了，妈妈，不如我们在家里放吧？

卷卷睁着大大的眼睛，很期盼的样子。

卷妈：绝对不能在家里放烟花，家里比较密闭，通风性不好，这样做很容易发生火灾，而且烟花释放的烟有一定毒性，在通风不好的场所燃放很容易中毒。

卷卷：那么危险啊！

卷妈：是的，燃放烟花一定要去指定的地点才行！

卷卷很沮丧地说：哎，看来今年又不能放烟花了，你和爸爸估计还要值班又去不了。

卷妈摸了摸卷卷的头，说：别不开心啦，我和你爸爸商量一下看看哪天有空，看看能不能去，好吗？

卷卷突然兴奋起来：真的？

卷妈：但是在去之前我们要学习一下万一被烟花烧伤该怎么处理？

卷卷：好的，好的！妈妈，那你快告诉我怎么做，我马上背下来！然后抓弟弟也一起背！

卷妈：你不要着急嘛！

卷卷：怎么能不着急呢！赶快赶快！

卷妈思考了一会，拿出了一张纸和一支笔。

卷妈：我一边说，一边画，你一边记吧。

卷卷：好的，保证滚瓜烂熟！

卷妈拿笔敲了一下卷卷的头。

卷妈：一般家庭处理的烧伤是比较轻的，仅仅伤及皮肤表面，也就是表皮烧伤。如果是伤得较深的烧伤，要尽快到医院就医。当被烧伤时，首先要降温，可用自来水冲洗，也可以用生理盐水浸湿的凉纱布降温，但是切记不能使用冰块或冰水。然后是清洗，可以用温和的肥皂水简单地清洗，接着可以涂一些烫伤膏、烧伤膏等药品或是芦荟凝胶（乳膏）。一般表皮烧伤也可以不用涂，也不需要包扎。

卷卷：还有什么其他需要注意的地方吗？

卷妈：嗯……若烧伤处有水疱的话，可以用非黏性、干净的绷带包扎覆盖，每天更换 1 ~ 2 次。不要刺破水疱，否则很容易感染。若伤处疼痛，可试着将烧伤部位抬高至心脏水平以上。如脚部烧伤了，可试着躺下来，然后用枕头垫高脚部。还可使用一些非处方止痛药，如对乙酰氨基酚或布洛芬。还有一个特别重要的地方就是：不要搔抓烧伤部位！

卷卷：哦，哦，明白了！

卷妈：喏，这就是简单的处置流程图啦，拿去，背好啊！（图18）

卷卷：好的，遵命，我马上背下来！然后抓弟弟一起背！

卷妈：哈哈哈哈，好，好，好，你记熟就可以了，弟弟才1岁多，他还不会背！

卷卷：他会"额，额，额"地说话，然后猛点头，也算背啦！呵呵……

说着，卷卷跑去抓弟弟去了……

温馨提示　不确定烧伤程度或有下列特点，应立即就医：①伤及面部、眼部、手部、足部或生殖器。②伤及关节或其周围，如膝关节或肩关节。③身体某个部分的环形烧伤（如手臂或腿部）。④跨度超过 7 ~ 8 厘米或达到皮肤深层。⑤体温 ≥ 38℃，或出现其他的感染征象。发生感染的皮肤会变得越来越红，并感觉疼痛，还可能渗出脓液。⑥伤及皮肤表皮层以下且已超过 5 年未注射破伤风疫苗。⑦无论皮肤烧伤类型如何，5 岁以下或 70 岁以上的患者均应就诊。另外，对于有抗感染问题的人群（如癌症或艾滋病患者），若伤及表层以下，也应就诊。

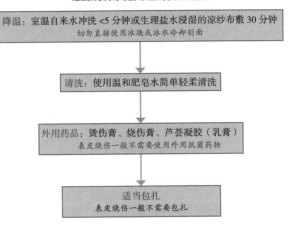

图 18　轻度烧伤家庭处理简要流程

注：表皮烧伤又称Ⅰ度烧伤，烧伤仅限于皮肤表皮。此时皮肤会变得干燥、发红并感觉疼痛。按压烧伤处时，皮肤会变白。愈合期为 3 ~ 6 日，不留下瘢痕。

【参考文献】

[1] 轻度热烧伤的治疗 [DB/OL]. UpToDate 临床顾问 .

[2] 患者教育：皮肤烧伤（基础篇）[DB/OL]. UpToDate 临床顾问 .

99. 合理吸入激素治喘息，避免对身高的不利影响

卷卷从小容易感冒咳嗽，每次咳嗽都会出现喘息症状，卷爸给卷卷进行激素雾化治疗后，症状得到了改善。这年冬春交际，乍暖还凉，卷卷又感冒了，不停地咳嗽，又出现了喘息症状。卷爸拿出了布地奈德准备给卷卷进行雾化，卷卷有些不情愿。

卷卷：爸爸，我不想雾化……

卷爸：没事，雾化一下就舒服了，晚上睡觉可以睡得安稳一些。你已经雾化好几年了，应该都习惯了。

卷卷：为什么要雾化布地奈德？

卷卷不停咳嗽，说话也带着喘息症状。

卷爸：你看你，咳得都开始喘了。如果到了入学年纪没有控制好喘息症状，有可能会发展为哮喘哦。

卷卷：得了哮喘会怎么样？

卷爸：会让你喘不过气来，呼吸困难，影响肺的发育，还可能会有生命危险。

卷卷：可是爷爷说布地奈德是激素，用多不好，以后会长不高的！爷爷还说激素有很多不良反应，住在乡下的太奶奶就是吃激素，然后胃出血了。

卷爸一听，笑了，将雾化杯递给卷卷。

卷爸：你先雾化，我告诉你为什么。

卷爸：首先，得了哮喘也会影响你长高。

带着雾化面罩的卷卷感到很惊讶，说：啊？

卷爸：第二，太奶奶用的激素是口服的，你用的是吸入的，两种药有很大的区别哦。

卷卷：有什么区别？

卷爸：太奶奶没有科学使用口服激素，是会有很多不良反应的，而你的吸入激素是在你卷爸我亲自指导下合理使用的，保证安全。

卷卷：为什么呢？

卷爸：还记得你每次使用多少支布地奈德么？

卷卷：有时候是1支，有时候是半支。

卷爸：对的，布地奈德半支是低剂量，

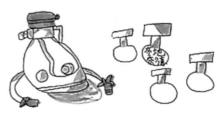

卷卷绘于8岁半

图19　布地奈德是可用于4岁以下儿童的唯一雾化激素

1 支是中等剂量。那我再问你，你还记得一般你会连续雾化多少天吗？

卷卷：好像 1 周吧。

卷爸：对的，那就没有问题啦，你用药时间短，用量小，雾化后也漱口啦，可能只有很少很少的药物会进入身体哦。

卷卷：你还没有告诉我，还能不能长高呢！

卷爸：科学家研究发现，你这个年纪的小朋友，每次使用 2 支以上（含 2 支）的布地奈德，每天 2 次，也就是每天使用高剂量布地奈德，连续使用超过半年，才会影响长高。但也有另外的科学家研究发现不存在影响身高的情况。所以，会不会影响小朋友长高，还没有定论呢。

卷卷：那到底哪个科学家说的才对呢？我以后到底该听谁的？

卷爸：听爸爸的，先控制喘息症状才重要。还有哦，你想想，在班上，跟其他女同学比起来，你身高怎么样？

卷卷若有所思：嗯……大概中等吧。

卷爸：对啦，你是班里女生中年纪最小的，但是身高是班上中等偏上，这下你不用担心你的身高了吧？

卷卷：嗯嗯，放心了。

卷爸：安心雾化吧，还记得雾化完要做什么吗？

卷卷：漱口和洗脸。

温馨提示 ①科学合理吸入激素是安全的，相比之下哮喘对儿童身体伤害更大。②布地奈德安全性高，是目前唯一获批用于 4 岁以下儿童的吸入激素。③尽管也有研究表明，长期吸入激素的儿童会比没有哮喘的儿童身高低 1cm 左右，但是 1cm 身高跟完全控制哮喘相比，哪个重要？④雾化时，大部分激素会沉积在咽喉部，漱口可防止这些激素被人体吸收。⑤布地奈德可能有多个规格，卷卷用的布地奈德规格是每支 0.5mg。儿童每日高低剂量见表 34（成人不同）。⑥家长担心儿童身高发育受到糖皮质激素影响，可参考国家儿童身高标准，若发现异常可到医院检测儿童皮质醇功能。

表 34　　儿童年龄、身高与布地奈德（雾化液）用量

身高	0 ~ 4 岁	5 ~ 11 岁	布地奈德（干粉）含量
高	1.25 ~ 2mg	2mg	> 400μg
中	0.75 ~ 1mg	1mg	200 ~ 400μg
低	0.25 ~ 0.5 mg	0.5mg	100 ~ 200μg

【参考文献】

[1] 申昆玲，邓力，李云珠.糖皮质激素雾化吸入疗法在儿科应用的专家共识（2018 年修订版）[J].临床儿科杂志，2018（2）：95-107.

[2] 哮喘管理概述 [EB/OL].UpToDate 临床顾问.

[3] 哮喘的自然病程 [EB/OL].UpToDate 临床顾问.

[4] 吸入性糖皮质激素的主要副作用 [EB/OL].UpToDate 临床顾问.

[5] 儿童雾化吸入给药 [EB/OL].UpToDate 临床顾问.

[6] 病毒在喘息和哮喘中作用的概述 [EB/OL].UpToDate 临床顾问.

[7] 哮喘教育和自我管理 [EB/OL].UpToDate 临床顾问.

[8] 12 岁以下持续性哮喘儿童的控制药物治疗 [EB/OL].UpToDate 临床顾问.

[9] GINA 哮喘指南（2020 年）.

[10] 中国七岁以下儿童生长发育参照标准（2009）.

100. 合理应用抗菌药，滥用的危害会很多

立冬后不久，冷空气就大张旗鼓地来临了，气温也突然降低许多。那几天天气变化，卷卷又开始感冒了。卷妈下午下班回到家，一进门又听见卷卷一阵接一阵地咳嗽，这样的状态已经好几天了。听着声音，察觉有些恶化的迹象……

卷妈：卷卷，妈妈带你去急诊看看病吧，咳嗽得这么厉害，我们可能得换换药或者加一些别的药品了！

卷卷：啊？为什么？我不是已经吃了好几种药了吗？（咳……咳……咳）

卷妈：你现在吃的药都有哪些？你还记得吗？

卷卷：啊，有奥司他韦颗粒、西替利嗪糖浆、盐酸氨溴索口服液，好像就这些了。

卷妈：嗯，奥司他韦颗粒主要是抗病毒的，西替利嗪糖浆主要是减少流鼻涕和鼻塞的症状，盐酸氨溴索口服液主要是祛痰的。这些药品主要是抗病毒和减轻你现在流鼻涕、咳痰的症状。如果出现细菌感染的话，就要用别的"秘密武器"才行了哦！

卷卷：细菌感染？秘密武器？它们都是什么？（咳……咳……咳）

卷妈：细菌感染，顾名思义是细菌引发的感染，我们抗击细菌感染的"秘密武器"就是"抗菌药物"，它们可以帮助我们人体对抗细菌感染，通过消灭体内致病的细菌而发挥作用。

卷卷：我为什么一定要吃抗菌药物呢？

卷妈：如果是细菌感染，我们就要及时使用抗菌药物，不然会加重病情。就像鼻子上的黑头，在它刚刚出现的时候是最容易清出去的，留的时间越久越难清除，要费很大的劲才能清理掉。

卷卷：那你直接给我吃就好了，为什么还要去医院？我现在还有好多作业要做呢！（咳……咳……咳）

卷卷咳嗽得越发厉害了……卷妈摸了摸卷卷的额头，有些烫。

卷妈：要确定是细菌感染才能吃抗菌药物哦，只有到医院看了病才能确定是不是细菌感染。如果不是细菌感染，我们用了抗菌药物后，会对身体不好的。

卷卷：为什么呢？

卷妈：在人体中，像口腔、鼻咽腔、肠道、泌尿生殖道等器官都存在着各种细菌，它们在我们身体健康的情况下，对身体无害，我们通常称它们为"正常菌群"，是保持我们健康的重要因素。如果乱用抗菌药物，破坏了菌群间平衡，会导致菌群失调，很有可能引起感染。

卷卷：这样啊！

卷妈：是的哦，抗菌药物是把"双刃剑"，所以，我们要确诊了才能使用！

卷卷：啊？为什么是双刃剑？我会被割到么？（咳……咳……咳）

卷妈：如果使用不规范，很可能会被"割"到哦！抗菌药物可能会引起一些不良反应，比如恶心、呕吐和腹泻等。还可能会引起过敏，出现皮疹和瘙痒，甚至威胁我们的生命。所以，要在医生的指导下才能使用。

卷卷：那么可怕啊！我能不能不吃呀？

卷妈：也不要太担心，如果医生诊断是细菌感染了，该用抗菌药物还是得用，而且要足量、足疗程使用。

卷卷：那如果我想多吃点，是不是就可以把细菌消灭得妥妥的？

卷妈：我们不能过度使用哦，细菌非常狡猾，如果我们不该用的时候使用了，或者不按医生要求使用抗菌药物，它们就会变异，变成超级细菌。一旦细菌变成了超级细菌，就很难对付了。因为，之前使用的抗菌药物品种无法再有效，也就是说我们的武器少了一种，长此以往，我们对付细菌的武器会越来越少。当哪天我们发生很严重的细菌感染的时候，可能就会"无药可用"了！

卷卷：那么危险啊！好吧，那我们马上去急诊看病吧！妈妈，不会是要抽血检查吧？

卷妈：需要的哦！你都长大了，不要怕啦！

温馨提示 减少抗菌药物耐药，我们该怎么做呢？①在医生认为你不需要使用抗菌药物的时候，不要要求医生开具抗菌药物。②当需要使用菌药物时，要严格按照医嘱用药，不要漏服或擅自停药。③不要把医生为你开具的抗菌药物给其他人使用。④尽量减少使用含抗菌成分的肥皂或其他洗涤剂(含酒精的搓手凝胶可以使用)。

【参考文献】

汪复，张婴元. 实用抗感染治疗学 [M]. 2 版. 北京：人民卫生出版社，2013：1-5.

101. 怎么通过药盒看开封药品的有效期？

生活中常常会遇见诸如此类的情况："这瓶眼药水是 2 个月前用过的，还没用完，继续用吧！""这支软膏是去年用过的，还在有效期内，应该还能用！"

卷卷：妈妈，你过来，为什么这里的几瓶药，你都贴了这样的小标签？

卷妈：这样做是为了标注药品开封的日期，这几瓶开封的药品，它们的药品有效期不能按照药盒上的有效期使用。

卷卷：啊？为什么？药盒上的有效期还有好长时间呢！旁边还有一些开过的药品，你怎么不贴小标签呢？

卷妈：嗯，开封过的药品不一定能按药盒上的有效期使用，要看情况。如果是有独立小包装的药品，开封后按药盒上的有效期使用，这类药品就不需要再贴小标签了；如果没有独立小包装的药品，开封后就不能按照药盒上的有效期使用，这时候最好标注一下开封时间！

卷卷：啊？居然是这样！

卷妈：开封过的部分药品的保存期限有一定的规律，大体可以按下面这张表使用（表 35），表上没有写的其他剂型参考药品说明书。同时，我们也要注意，定期检查药品的有效期，优先使用近效期的药品，最好能每半年检查整理一次药品有效期，把近效期的药品放在药箱或者抽屉的前面方便优先拿取，但如发现药品异常，也就不可以继续使用了！

表35　　　几种包装不同的药品保存期限

药品类型	保存期限
有独立小包装	按药盒上的有效期使用
无独立小包装或重新包装	一般为6个月，重新包装的药品不得超过原包装盒上剩余有效期的25%
眼、鼻、耳用药，涂剂，涂膜剂	4周

注：①重新包装的药品是指从原包装中移出，并置于另一个包装（通常是更小的包装）中的药品；②眼、鼻、耳用药，涂剂，涂膜剂，注射剂以外的绝大多数药品，如药品说明书中没有对稳定性和药品开封后使用期限做特殊规定，在按规定贮藏和正规操作的情况下，参照药品包装盒上有效期进行使用。

卷卷：哇，居然是这样。妈妈，怎么知道药品有没有异常呢？

卷妈：嗯，如服用药品前，发现药品外观性状异常，就不能再使用了，应马上丢弃！

卷卷：性状？性状是什么？

卷妈：药品的性状就是药品外观、味道、溶解度等情况，一般可以查看的是外观性状，就是药品的颜色、外形、气味。喏，你看药盒上这里写着性状！

卷卷：哦，看到了。

卷妈：我们每次使用药品的时候，都要注意检查药品的颜色、外形、气味。首先，我们要检查药品的颜色，看看有没有变色，或出现色斑、发霉等，比如，药品药盒上写的性状是白色或类白色的片剂，如果药

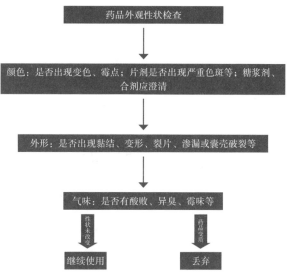

图20　检查药品的性状

片变成棕色的，就不能再继续使用了。然后，我们要检查药品的外形，比如受潮的片剂和胶囊剂，容易出现发黏、松散。有这类情况，也不能继续使用。最后，我们还要闻一下药品的气味，如果出现酸败、异臭，也得丢弃了。

卷卷：哦，哦，哦，原来是这样啊。

卷妈：现在你认为已开封药品的有效期和药盒上的有效期一样吗？

卷卷：可能一样，也可能不一样！

卷妈：100 分。

卷卷：我要设计好多可爱的药品开封日期标签！

卷妈：哈哈，以后这个贴标签的活，就交给你做了。

卷卷：遵命！

【参考文献】

[1] 国家药典委员会. 中华人民共和国药典 [M]. 北京：中国医药科技出版社，2020.

[2] 钱佩佩，曹凯，赵亮，等. 药品有效期和使用期限的探讨 [J]. 中国药物警戒，2018，15（7）：414-418.

[3] 曹凯，钱佩佩，胡俊涛，等. 美国重新包装药品有效期执法政策及对我国的启示 [J]. 中国药房，2018，29（01）：8-11.

[4] 徐敢. 我国药品说明书中已启用药品使用期限标示缺项问题分析 [J]. 中国药物警戒，2017，14（2）：95-98.

102. 从药品批准文号读出来的重要信息

这天卷爸路过一家药店，碰到一个年轻小伙子在帮家里的老人买药，但是一直说不清楚药名。小伙子向店员小姐姐解释说：这是一个中成药，用来疏通血管用的，白色的盒子上有一片绿色叶子，厂家好像是英文的。卷爸想：噢，我的天，又碰到了一起"你说我猜"事件。这听起来有点像银杏叶提取物片，于是他上前提议店员，看看会不会是银杏叶提取物片。店员小姐姐拿出来后，小伙子连连说：是的是的，就是这个。

卷爸：这个可不是中成药噢，这个银杏叶提取物是货真价实的西药呢。

小伙子：这样啊，这名字听起来像是中药，说是银杏叶，我家里人一直觉得这是中成药。

卷爸：你看这里，药盒上就有证明它身份的信息呢。其中 H 代表这是一种西药，也就是化学药品。而像这个银杏叶提取物片（金纳多），有点区别，它的是进口药注册证号，进口药品注册证指药品监督管理部门发给进口药品的注册证书，代表我国药品监督部门已经对该药品进行了审查。每个药品的药盒上都有国药准字号，也就是药品批准文号，它的格式是国药准字 +1 位字母 +8 位数字。如果不是准字而是"试"字，就代表这是国家批准的试生产药品。另外，字母 Z 代表中成药，S 代表生物制剂或制品，B 代表保健药品，T 代表体外化学诊断试剂，F 代表药用辅料，J 代表进口分包装药品。每种进口药品均有自己独有的批准文号，可以在注册证书中找到。进口药品注册证的证号格式为 H（Z、S）+4 位年号 +4 位顺序号。比如这个胰岛素，进口注册证上的字母是 S，说明它是生物制剂，国药准字后的字母 J 又说明它是进口分包装品种。再看这个藿香正气口服液，国药准字后的字母 Z 说明这是个中成药品种。

小伙子：没想到啊，这么小小的一串字母和数字学问可真大，谢谢您，药师。

卷爸：不客气。

【参考文献】

[1] 国家药品监督管理局 . 如何识别药品的批准文号 [EB/OL]. 2017-10-24. https：//www.nmpa.gov.cn/xxgk/kpzhsh/kpzhshyp/20171024095701745.html.

[2] 国家药品监督管理局 . 关于统一换发并规范药品批准文号格式的通知（国药监注〔2002〕33 号）[EB/OL]. 2002-1-28.https：//www.nmpa.gov.cn/xxgk/fgwj/gzwj/gzwjyp/20020128010101658.html.

[3] 中华人民共和国国家卫生健康委员会. 药品注册管理办法（国家食品药品监督管理局令第 28 号）[EB/OL]. 2007-6-18.http：//www.nhc.gov.cn/cms-search/xxgk/getManuscriptXxgk.htm？ id=51833.

103. 如何从药盒辨别真假药？

自从卷卷了解到药盒上的"小秘密"后，便经常拿着空药盒对弟弟进行教学工作。这天，卷卷正准备带弟弟"丢垃圾"……

卷卷：妈妈你看，有好多盒过期药品呢！我打包一下和弟弟拿去丢到垃圾箱了。

卷妈：等等，过期药品不能这样丢！

卷卷：啊？为什么？你不是说过期药品要丢弃吗？

卷妈：对的，但是不能这样直接丢哦。

卷卷：那怎么丢？

卷妈：这些属于药物性废物，我们国家对药物性废物的丢弃是有规定的。

卷卷：药物性废物指的是什么？

卷妈：药物性废物是指过期、淘汰、变质或被污染的废弃药品，如果随意丢弃可能对生态环境或者健康造成有害影响。

卷卷：哦哦，我记起来了，老师上课的时候和我们说过，过期药品是属于有害垃圾，应投放到红色有害垃圾容器内。

卷妈摸了摸卷卷的头：嗯，很正确，但是不仅仅如此哦。

卷卷：那还要怎么样？

卷妈：首先，我们要把药盒破坏掉，如果药盒上有个人信息的话，应撕下药盒标签中的个人信息，不要完整地丢弃。因为完整地丢弃，一旦流入坏人手里，可能会带来不良后果。然后，我们还要注意到的是药品应与破坏掉的药盒分开丢弃。如果是口服片剂或者胶囊剂，应该从包装袋中取出药品或者胶囊（不要压碎）放置到另外一个丢弃袋中；如果是粉状药物应该放入密封袋或密封容器中丢弃。

卷卷：哦哦，明白了，等会我多拿几个袋子把它们分装好。

卷妈：嗯嗯，这样才对！

卷卷：妈妈，这个药盒还有什么"小秘密"吗？盒子上的东西，我感觉我都懂了！

卷妈：你不要骄傲哦，还有很多你不懂的呢！

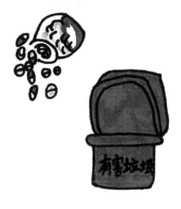

卷卷绘于9岁半

图 21　过期药品属于有害垃圾

卷卷：还有哪里？

卷妈：喏！你看这里，不懂了吧。

卷卷：这是什么？

卷妈：这叫作批准文号，也就是药品的身份证号。我们国家销售的药品都要获得这个唯一的批号，才是合法的药品。

卷卷：哇，是这样啊，没想到药品也有身份证啊！

卷妈：凡是买到没有"身份证号"的药品，都是假药。

卷卷：妈妈，"身份证"真有用！

卷妈：嗯嗯，就像我们身份证号有固定格式，药品的批准文号同样也有固定格式哦！有个地方，你观察到了吗？国产药品或者在我国分装的药品才会写国药准字，香港、澳门和台湾地区的药品是医药产品注册证证号，而进口药品是进口药品注册证证号，这是有一点区别的。

卷卷：哦哦，原来是这样。那是不是说可以用药品批准文号来辨别药品真假呢？

卷妈：聪明，对的！

卷卷：可是怎么辨别呢？

卷妈：可以去国家药品监督管理局官网查询。我们在网站上找到药品数据库，输入你所购买药品的批准文号，就可以看到相关的信息。如显示的药品名称、生产厂家等信息与你所购买的药品不一致的话，就可判断这个药是假药了。

卷卷：哇，居然是这样！那我又学到一招了！下次可以给弟弟上课，哈哈！

卷卷：妈妈，你看药盒上还写着"用法用量""不良反应""禁忌"等字，它们又是什么？你干脆一起讲给我听好了！

卷妈：你先消化完今天的内容吧！那些内容，要从"药品说明书"说起啦！药盒上的"小秘密"就到这里，重要的我已经和你讲完了！

【参考文献】

[1] 中华人民共和国生态环境部 . 国家危险废物名录（2021 年版）[EB/OL]. 2020-11-25. https：//www.mee.gov.cn/xxgk2018/xxgk/xxgk02/202011/t20201127_810202.html.

[2] 董凤岐 . 现代护理基础与临床医院感染控制 [M]. 北京：中国科学技术出版社，2008.

[3] 国家药品监督管理局 . 中华人民共和国药品管理法 [EB/OL]. 2019-08-27.https：//www.nmpa.gov.cn/xxgk/fgwj/flxzhfg/20190827083801685.html.

[4] 国家药品监督管理局 . 如何识别药品的批准文号 [EB/OL]. 2017-10-24.https：//www.nmpa.gov.cn/directory/web/nmpa/xxgk/kpzhsh/kpzhshyp/20171024095701745.html.

104. 药盒上那个大大的蓝"√"是啥意思？

卷卷 9 岁半了，从小患就有过敏性鼻炎，尤其在春暖花开的季节，很容易花粉过敏。有一天放学回家，卷卷一进门就连打好几个喷嚏，不断地揉鼻子、擦鼻涕。

卷卷：妈妈，今天我在学校一直打喷嚏、流鼻涕，很难受！

卷妈：有没有发热、喉咙痛？

卷卷：没有。

卷妈：还感觉哪里不舒服？

卷卷：也没有。只是感觉鼻子里面痒痒的，一直流清鼻涕。

卷妈：啊？看来你季节性过敏性鼻炎又犯了！（卷卷因为经常犯过敏性鼻炎，妈妈已经有了丰富的经验。）

卷卷：是不是我又要吃抗过敏药地氯雷他定干混悬剂了？

卷妈：是的。你去药箱找找看有没有。

卷卷连忙跑去房间在药箱里翻找。

卷卷：妈妈，我找到两盒名字一样的地氯雷他定干混悬剂，但药盒外观有不一样的地方。卷妈您看，一个盒上有一个蓝色的大"√"，另一盒上没有。我应该吃哪盒呢？它们有什么区别吗？

卷妈：这个蓝色"√"是仿制药一致性评价标识。如果药盒上印有这个标识，那就意味着，这个品牌的仿制药已经通过了监管部门的质量和疗效的一致性评价，在质量和疗效上与进口原研药达到一致水平。通过仿制药一致性评价，说明药品质量已经得到了大幅提升，用药的有效性也更有保障。

卷卷：那什么叫作原研药呢？

卷妈：原研药指原创性、自研发的药品，一般也被称为创新药。这类药在专利过期之前不允许被仿制，并且享受单独定价等政策的保护。

卷卷似懂非懂地摸着自己的脑袋说：喔？！

妈妈接过这两盒药看了看药品有效期，这两盒药都在有效期范围内。其中没有仿制药一致性评价标识的那个药盒是厂家的旧包装，有仿制药一致性评价标识的是新包装。

卷妈：这两盒服用哪盒都是可以的，它们的区别就在于两盒药品生产时间不一样。这盒通过一致性评价的药，质量层次应该比没通过一致性评价的要高。

卷卷：那我先服这盒带有仿制药一致性评价标识的，我是不是就可以变成更高层次（长得更高）的人了？

妈妈笑了笑。卷卷又开始打喷嚏。

卷妈：你可以先服这盒带有仿制药一致性评价标识的，但你记住地氯雷他定干混悬剂每天只能服 1 次，且这个包装规格（每包 2.5mg）的，你只需服用 1 包。赶紧去冲 1 包喝吧！

卷卷：好的，我记住啦！

【参考文献】

[1] 苏华，郭瑞臣. 仿制药一致性评价的背景、实施及结局 [J]. 中国医院药学杂志，2022（14）：1502-1505.

[2] 推进仿制药一致性评价提升行业发展水平：仿制药质量和疗效一致性评价有关政策解读 [EB/OL]. 国家食药总局官网. 2016-12-26.

105. 说说医保药品，哪些能报销，哪些不能报销？

这天，卷爸在路上偶遇了小桃子，她一脸烦恼的样子，拿着一张清单嘴里念念有词。

卷爸好奇地问：小桃子，你怎么了？

小桃子：哎呀，药师，正好碰到你，家里老人家住院，准备出院了。医生给我一张清单，说了一些项目有医保、一些项目自费的问题，还说一些治疗项目和药品分了甲类、乙类。我有些懵，您给瞧瞧。

卷爸：噢，这个呀，你知道医保目录吗？要了解甲类、乙类的区别，首先得先了解关于医保目录的信息。首先，医保目录包括医疗保险药品目录、诊疗项目目录和医疗服务设施范围目录，也就是我们常说的"三大目录"。据《中华人民共和国社会保险法》第二十八条，符合基本医保药品目录、诊疗项目目录、医疗服务设施范围目录等标准的，以及急诊和抢救的医疗费用，按照国家规定从基本医疗保险基金中支付。参保人使用药品、发生诊疗项目或使用医疗服务设施发生的费用，如果属于"三个目录"内，可以按规定进行报销；不属于"三个目录"内的，医保不予报销。其中，第一大目录是医保药品目录，也就是基本医疗保险目录，由国家医保局建立并完善动态调整机制，原则上每年调整一次。将符合临床必需、安全有效、价格合理等基本条件的药品纳入目录范围内进行管理，纳入医保目录的药品费用按照国家规定由医保基金支付。

小桃子：什么是甲类药，什么是乙类药？

卷爸：这个医保药品目录中标注的"甲""乙"，指西药和中成药部分被分为甲、乙两类。甲类一般是同类药品中可供临床首选、价格较低的药品，乙类一般是同类药品中可供临床选择、价格相对较高的药品。

小桃子：甲、乙类药品在医保报销上有何不同？

卷爸：医保报销是有范围的。职工医保对甲、乙类药品全额纳入报销范围，按规定比例报销；居民医保的甲类药品报销与职工医保相同，但是乙类药品费用先扣除一定的个人自付部分后，再按规定比例报销。

小桃子：那这次家里人住院，医保应该怎么报销呢？

卷爸：除了医保目录外，与医保报销费用相关的概念还有报销比例、起付线和封顶线。从报销比例来说，医保"保而不包"，会设定相应的比例进行报销。起付线是医保基金的起付标准。参保人在定点医疗机构实际发生的"三个目录"内的医疗费用，要先自己承担起付线以下的费用，过了起付线费用的部分才可以按规定、按比例报销。封顶线则是医保基金的最高支付限额，即参保人在一年度内累计能从医保基金里获得报销的最大限额。

医保报销费用计算公式：统筹基金支付=（政策范围内费用-起付线）×报销比例。

【参考文献】

[1] 国家医疗保障局.《2019年国家医保药品目录调整工作方案》政策解读 [EB/OL]. 2019-04-17.http：//www.nhsa.gov.cn/art/2019/4/17/art_53_1213.html.

[2] 中华人民共和国社会保险法：修正 [EB/OL]. 2010-10-28.http：//www.gov.cn/ guoqing/2021-10/29/content_5647616.htm.

[3] 国家医疗保障局. 国家医疗保障局印发医保政策问答手册 [EB/OL]. 2020-2-12. http：//www.nhsa.nhsa.gov.cn/art/2020/2/12/art_52_2572.html.

[4] 广西医保. 桂医保：医保目录的"甲类""乙类"是什么意思 [EB/OL]. 2023-3-17. https：//mp.weixin.qq.com/s/DxIa6_1A0oF7AIWYA_qbKg.

[5] 广西医保. 桂医保：医保如何报销 [EB/OL]. 2023-1-31.https：//mp.weixin.qq.com/ s/N5CtZqKL5wmJU6_IdSkQQQ.

106. 国家谈判药问答："天价"降"平民价"优惠有多少?

这天，卷卷一家在一起看电视，电视上出现了"谈判药降价"的相关报道。联想到之前很出名的灵魂谈判,诺西那生钠注射液在谈判桌上被砍价到3万3千元1针，原70万1针的天价药进医保，可是家人对于新闻的主角"国家谈判药"还是不太了解，于是家里出现了以下对话。

外婆：什么是国家谈判药？

卷妈：国家谈判药品是医保部门与医药企业就药品支付标准（独家药品的支付标准一般等同于其价格）进行磋商，磋商结果直接决定该药品是否被纳入以及按什么价格纳入国家医保药品目录。

外婆：谈判药的价格如何？

卷妈：谈判药支付标准是生产企业与国家医保部门共同约定的医保支付标准，为基金支付和患者个人支付的费用总和。协议有效期内谈判药生产企业向全国医疗保险定点医疗机构和定点零售药店供应该药品的价格，不超过支付标准。超过协议期后，医保部门按照医保药品支付标准有关规定调整支付标准。独家药品通过准入谈判的方式确定支付标准。

外婆：谈判药品能报销多少？

卷妈：协议期内国家谈判药按照乙类药品管理，参保人员先行自付一部分，余下费用再纳入报销范围，按规定比例报销。新增的67种独家药品平均降幅为61.71%，相关信息可登录国家医疗保障局官网查看，协议期内谈判药品医保支付数据可到相关模块查阅。

外婆：现在的谈判药品有哪些？

卷妈：谈判成功的药品多为近年来新上市且具较高临床价值的药品，涉及癌症、罕见病、肝炎、糖尿病、心脑血管、耐多药结核、风湿免疫、消化等10余个临床治疗领域。目前国家协议期内谈判药品共221个品种，其中西药162种，中成药59种。可在中国政府网国家政务服务平台中选择医保服务专区，找到国家医保谈判药专区，进行查询。

外婆：现在医院还有些集采药品，这和谈判药有关系吗？

卷妈：国家组织集中带量采购药品和国家医保谈判药品政策不是一回事，但都是为患者解决用药贵和用药难等症结所采取的应对政策。国家组织药品集中带量采购政策主要是对竞争充分且通过一致性评价药品超过3家的，采取以量换价的策略，降低药品价格。国家医保谈判药品政策主要是对重大疾病和罕见病患者所需药品难以买到、难以报销的问题，采取谈判降价以纳入医保的准入性谈判方式，重点是将临床价值高、价格合理、能够满足基本医疗需求的药品纳入目录，最大限度地满足参保患者的切身权利。

【参考文献】

参阅中国政府网、国家医疗保障局官网、人民网刊载的相关文件及其说明和解读。

107. 外用和内服千万别混淆，说说高锰酸钾外用片

一天，卷爸下班回到小区，一位 60 多岁的邻居大叔知道卷爸在医院工作，于是拿了两种药来问卷爸这些药要怎么吃。其中一个药引起了卷爸的高度注意。

大叔：药师您好，碰见您真是太好了，我手臂上得了急性皮炎，刚刚从 ×× 医院看病回来。医生给我开了两种药片，但药房给我的用法条我弄丢了。我隐约记得药房交代我这个地氯雷他定片每天 1 次，每次 1 片；这个高锰酸钾片好像说是要泡几百毫升水，是泡水后喝下去吗？分几次喝还是一次喝完？您帮看看。

卷爸听到大叔说要拿高锰酸钾片泡水喝，顿时一惊！高锰酸钾片怎么能泡水喝呢？赶紧接过大叔的两种药，分别为地氯雷他定片和高锰酸钾外用片。

卷爸：大叔，地氯雷他定片是口服的，每天吃 1 次、每次 1 片是正确的，但这高锰酸钾外用片可千万不能吃呀！

大叔：还有不能吃的药片？我还真没见过！

卷爸：大叔您看，这药叫"高锰酸钾外用片"，很明显，这是拿来外用的药品，您看这大大的红底"外"字，就是提醒大家这是外用药品，不能吃！

卷爸：大叔您再看盒子侧面，这是高锰酸钾外用片，写着"仅供外用，切忌口服"。

大叔：还真是，以前我都以为药片就是可以吃的，这次真是长了见识了！可是，这小药片有这么厉害？

卷爸：大叔您别不信，高锰酸钾对人体的伤害主要体现在它的强氧化性，高浓度的高锰酸钾会腐蚀皮肤。如口服的话，它会灼伤消化道，出现口内烧灼感、上腹痛、恶心、呕吐、口咽肿胀等。

大叔：既然这药这么危险，那干吗还要用它呢？

卷爸：高锰酸钾是强氧化剂，具有很强的杀菌作用，所以，如果我们使用得当，就可以发挥它冲洗皮肤创伤、溃疡、鹅口疮、脓肿，或是漱口以去除口臭及口腔消毒等方面的效果。需要注意的是，浓度一定要掌握准确。

大叔此时握着卷爸的手，激动地说：药师，还好遇见你，要不然，我就要迷迷糊糊地把它给泡水喝掉咯，后果不堪设想呀！

卷爸：大叔，您客气了！以后但凡看到有这个大大的红底的"外"字的药品，都不能吃。而且，我们决不能迷迷糊糊地用药。在用药之前，要认真地阅读药品说明书，弄清楚后再用药，保证用药安全。

大叔：好的，好的，药师，我听你的！我还要告诉别人，外用药不能吃！

随后，卷爸抽出高锰酸钾外用片的药品说明书，将使用要点给大叔一一讲解：

（1）用法用量：用于急性皮炎和急性湿疹，临用前取 1 片（0.1g）加水 400 毫升溶解，用消毒药棉或纱布润湿后敷于患处；渗出液多时，可直接将患处浸入溶液中药浴。用于清洗小面积溃疡时，临用前取 1 片（0.1g）加水 100 毫升溶解，用消毒棉签蘸取后清洗。

（2）不良反应：高浓度反复多次使用可引起腐蚀性灼伤。

（3）禁忌：口服。

（4）注意事项：①本品仅供外用，切忌口服。②本品水溶液易变质，故应在临用前用温水配制，并立即使用。③配制时不可用手直接接触本品，以免被腐蚀或染色，切勿将本品误入眼中。④应严格按用法与用量使用，如浓度过高可损伤皮肤和黏膜。⑤长期使用，易使皮肤着色，停用后可逐渐消失。⑥用药部位如有灼烧感、红肿等情况，应停止用药，并将局部药物洗净，必要时向医师咨询。⑦对本品过敏者禁用，过敏体质者慎用。⑧本品性状发生改变时禁止使用。⑨请将本品放在儿童不能接触的地方。儿童必须在成人监护下使用。⑩如正在使用其他药品，使用本品前请咨询医师或药师。

（5）药物相互作用：①不可与碘化物、有机物接触或并用，尤其是晶体，否则，容易发生爆炸。②如与其他药物同时使用可能会发生药物相互作用，详情请咨询医师或药师。

【参考文献】

[1] 冯坚. 物美价廉的高锰酸钾外用片 [J]. 家庭医药，2014（3）：45.

[2] 习红星，黄玩英，唐细兰. 高锰酸钾洗眼液临床适宜浓度探讨 [J]. 中国药房，2005
（19）：1488-1489.

[3] 李园芳，焦培艳. 1例因使用高锰酸钾浓度不当致新生儿Ⅱ度烧伤的报道 [J]. 护理
学报，2006（9）：26.

[4] 孙佳玲，郭美玲，李晓琴，等. 高锰酸钾杀菌效果的研究 [J]. 中国卫生产业，
2015，12（29）：155-156.

108. 带你认识不一样的配制"奶"：肠外营养液

爷爷生病住院了，卷妈带姐弟俩去医院探视。卷卷看到爷爷病床前挂的一大袋乳白色的东西，感到很好奇。

卷卷：妈妈，爷爷也需要跟我们一样喝多多的牛奶身体才棒棒的吗？

卷妈：是啊，爷爷生病了需要补充更多的营养，但爷爷用的这个"牛奶"叫作肠外营养液，也叫"三升袋"，跟你喝的牛奶可是不一样的。

卷卷觉得很新奇：妈妈，有什么不一样，你快跟我们讲吧！

卷妈：好啊！

身兼静配药师的妈妈感到无比自豪，这可是妈妈和她同事们调配的。

卷妈：首先，牛奶是喝的，这个营养液一定不能喝，必须由护士阿姨打针，通过血管把它输送到爷爷的体内。爷爷现在手术后还不能吃东西，用这一袋营养液就可以满足他一天的营养需求。装这个营养液的袋子一般都很大，有三升，所以我们又叫它"三升袋"。

卷弟：妈妈，能不能晚上等我睡着了给我用这个营养液，这样我就可以一直玩，玩一整天也不饿呢？

卷妈：这个营养液只能给吃不了东西的患者用。我们健康人一定要好好吃饭，身体才棒棒。

卷卷：妈妈，这个营养液可以让爷爷快快好起来吗？

卷妈：是的。因为这个肠外营养液含有的营养物质（图22）同我们平

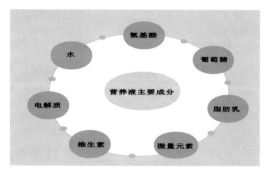

图 22 营养液的主要成分

时吃的米饭、肉、青菜和水果经胃肠道消化吸收后的营养素是一样的，所以它能让爷爷身体更快恢复。

卷卷：妈妈，你们静配药师是不是有魔法，可以变魔术，一下子就把这么多好东西通通装进袋子里？

卷妈：是的哦！只有经验丰富的静配"魔法师"才能完成这么高难度的魔术（图23），如果技术不到家或加错顺序，营养成分可能会打架，营养液会变色、沉淀，这样的营养液患者是绝对不能用的。

卷弟：妈妈，你以后能不能在我们家厨房配这个营养液，这样就可以天天在家陪我们了。

卷妈：不行哦！变魔术要有专业的舞台。这个肠外营养液要在静脉用药调配中心统一集中调配。那里有洁净的环境、完善的设备和专业的药学技术人员，严格执行无菌操作，才能保证肠外营养液不被污染，使用更安全。

卷卷：妈妈，这个配好的营养液也是像牛奶一样放在冰箱里，喝的时候再拿出来加热吗？

卷妈：我们都是配好了马上用，24 小时内要用完。暂时不用的，可

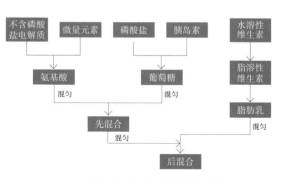

图 23 肠外营养液混合加药顺序

以放冰箱，但用之前也要放一放，太冰了用，患者会不舒服。

姐弟俩：妈妈，你真是太棒了！等我们长大了也要成为优秀的静配魔术师。

听了这话，妈妈很是欣慰，继续做好静脉用药安全科普的动力又满满了。

【参考文献】

[1] 梅丹，于健春．临床药物治疗学：营养支持治疗 [M]．北京：人民卫生出版社，2017．

[2] 赵彬，老东辉，商永光．规范肠外营养液配制 [J]．协和医学杂志，2018，9（4）：320-331．

[3] 国家卫生健康委．静脉用药调配中心建设与管理指南（试行）[S]．2021-12-10．www.nhc.gov.cn/yzygj/s7659/202112/6fc8ae699c1f4fefb9e80a80d4f4fa55.shtml．

[4] 肠外营养临床药学共识（第二版）[J]．今日药学，2017，（5）：289-303．

[5] 李素云，邵小平，唐小丽，等．肠外营养安全输注专家共识 [J]．中华护理杂志，2022，57（12）：1421-1426

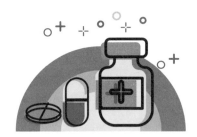